YINGYANG ZHUANJIA

YUANZHUOHUI

营养专家圆桌会

健康时报编辑部 编著

中国盲文出版社

图书在版编目（ＣＩＰ）数据

营养专家圆桌会：大字版 /健康时报编辑部编著 . —北京：中国盲文出版社，2015.11

ISBN 978－7－5002－6469－9

Ⅰ.①营… Ⅱ.①健… Ⅲ.①饮食营养学—基本知识 Ⅳ.①R151.4

中国版本图书馆 CIP 数据核字（2015）第 260977 号

本书由中国科学技术出版社授权中国盲文出版社在中国大陆地区独家出版发行大字版。版权所有，盗版必究。

营养专家圆桌会（大字版）

编　　著：健康时报编辑部
责任编辑：马文莉
封面设计：卢　扬
出版发行：中国盲文出版社
社　　址：北京市西城区太平街甲 6 号
邮政编码：100050
印　　刷：北京汇林印务有限公司
经　　销：新华书店
开　　本：787×1092　1/16
字　　数：150 千字
印　　张：17
版　　次：2015 年 11 月第 1 版　2015 年 11 月第 1 次印刷
书　　号：ISBN 978－7－5002－6469－9/R·944
定　　价：32.00 元
销售服务热线：（010）83190297　83190289　83190292

前　言

　　吃，是生活中必不可少的事情，但家里日复一日的饭菜，是不是让你对如此享受的事情已毫无想法和追求？

　　病，是生活中的小插曲，虽说感冒、发烧等小病没什么大不了，但病起来确实很难受。除了吃药，有没有想过生病时该吃点啥、能吃点啥来缓解病情，加速身体恢复？

　　本书精选《健康时报》经典栏目——饮食圆桌会的内容，将健康时报社记者采访的近百位营养专家、医师等的饮食心得，通过文字与大家心贴心地进行分享。营养专家们都在吃什么、怎么吃？如何让做饭成为一种乐趣，让吃成为一种享受，让食物成为治病的助手？让我们从书中寻找答案吧！

　　本书内容均为健康时报记者采写，稿件内容的版权归本报所有。

报纸简介

　　《健康时报》是由人民日报社主办主管的一份健康生活服务类周报，每周一、四出版，全国发行。创刊 12 年来，《健康时报》以"健康生活"为核心内容，贴近生活，面向百姓，服务群众，融新闻性、实用性、服务性于一体，以做中国人的健康顾问为己任，已成为我国健康生活服务类报纸中受众量最大、影响力最强的报纸之一。

目　录

秋季篇

冬季篇

食疗篇

美食篇

春季篇

春天养肝专家谈

人们常说春天要好好养肝。那为什么要养肝？怎么来通过饮食养肝呢？以下三位专家有自己的体会。

※ 北京中医药大学附属东方医院亚健康科主任彭玉清：

春天因为肝不好来看病的人的确要多一些。冬天大家很少运动，吃的东西又很油，肝脏"连轴转"，是得好好保养一下。在我看来，养肝主要强调"调畅气息"。我这时候会多吃些辛香食物，比如蒿子秆、香菜，还有姜，调味料中胡椒也要比平时放得多一些。另外像甘甜、滋润的食物也能调畅气息，比如枣、藕、百合、山药这些食物都很不错。它们碰巧也都是入粥的好食材，做起来也方便。

※ 清华大学第一附属医院营养科主任王玉梅：

像我这样的上班族，有时还需要加点班的人这时更要注意养肝，因为出去活动的机会少，又很疲惫，血气消耗自然大了。我特别注意多吃绿色蔬菜，特别是菠菜，可做成菠菜猪肝汤。此外，多吃点鱼也很健康。上班的时候，我每天都会"强迫"自己喝上四五杯菊花茶，绿茶也可以，这个习惯您也可以保持一下。

※ 解放军 309 医院营养科营养师左小霞：

这时我喜欢多吃点甜食，为什么呢？因为它能补脾。

不知您有没有留意到，春天很容易脾胃虚弱，食欲经常不佳。而脾不好，也会影响到肝脏功能。可以适当多吃点零食，比如杏仁饼、南瓜饼。我觉得，春天养肝跟这时的天气一样，要温和。像油腻的、酸的、辣的食物都要少吃。就是穿衣服也要"温和"些，只要头和脚暖和，别吹着风，衣服就不要太厚。我这时能不加班就不加班，别太累，也别在家呆着，多出门运动一下，对身体很有好处。

提醒大家：春天的养肝饮食重在两个字：温和。要注意不油腻、不酸辣，要辛香、甘润。

春季的时令鲜蔬

春意盎然，一些在春季悄然上市的食物更值得您来品尝，在营养专家看来，它们的存在，不仅满足了口感，食疗效果也更好。

【菊叶蛋汤很清爽】

※ 江苏省中医院膳食科主任刘泽萱：

谈春季蔬菜，当然少不了野菜，这里我最喜欢菊叶，可做蛋汤。

古代人就知道菊叶有清热解毒、护胃助消化的功效，最经典的是用菊叶和鸡蛋、鸭蛋搭配做汤，尤其和鸭蛋搭配效果更好。菊叶蛋汤不仅看起来色泽很鲜艳，而且品尝起来清爽可口。

做法也很简单。将菊叶洗净，葱末炝锅，倒入清水，煮开，放入菊叶，加鸡蛋、盐和香油就可以了。一周喝两三次菊叶蛋汤，对身体很有好处。

【苦瓜做茶解疲乏】

※ 武警总医院中西医结合科副主任医师郝晋东：

以前在夏天才能吃到的苦瓜，现在四季都能买到了。它可是个全方位的长寿食品，解除疲乏、降血糖的效果尤其好。

喝苦瓜茶和苦瓜汁是最健康的。拿苦瓜茶来说，将苦瓜切成薄片，炒干至褐色，放凉后装入密封罐，可冷藏保存两个月。将苦瓜片加热开水泡后就可饮用了，每天喝3～4杯即可。苦瓜汁也不错，先用擦丝器将其擦碎，用纱布挤汁，加半杯水。如怕苦，可加柠檬汁，每天喝半杯。

【莲子宁神助睡眠】

※ 著名营养教育专家宁莉：

在我看来，莲子真是适合全家人吃的好食物。比如男性，可在炖菜、煲汤或是涮锅时加莲子，有清火解乏的作用，尤其对因工作压力大，生活不规律而出现的慢性病有好处。女性呢，可常喝些桂圆莲子汤，有美颜、养心、宁神和助眠的作用。而对于老年人来说，需要吃容易消化的温热食物，莲子、山药等食材便是理想之选，可煮成八宝粥当早餐食用。

也可把莲子泡8小时后磨粉加到面粉里做面食。

补水美容水果宴

春季干燥，人体皮肤容易发干，多吃些新鲜水果，不仅能补充水分，还有美容养颜的作用。一起来看看专家们的推荐。

【吃些火龙果】

※ 解放军 304 医院营养科吕春健：

火龙果最大的好处就是护肠。而且与其他水果相比，火龙果含糖分少，对于需要减肥的女性朋友或是糖尿病患者来说也很适合。

之所以说它护肠，功臣有两个：果肉含丰富的维生素 C 和膳食纤维。芝麻状的种子也可促进胃肠消化，再加上其黏滑的特性，确为排毒佳品。

生吃就可以。在生活中，我比较喜欢在炒完一盘菜后，把火龙果切片放一圈，既好看又助消化，一举两得。

【做芒果布丁】

※ 南京军区总医院营养科郑锦锋：

芒果最大的优势就是胡萝卜素含量高，在体内转化后能增强人体抵抗力，还可保护视力。芒果性凉，有清热生津、解渴利尿、益胃止呕等功效。

可做成芒果汁或芒果布丁。芒果汁就不说了，不加任何调料就很甜。至于芒果布丁，可先将芒果肉和鲜奶混合打成泥，把泡好的吉利丁片（又称明胶或鱼胶，超市有卖）放入加热拌糖的牛奶里，待牛奶凉后，加入混合的果泥和剩余的芒果丁，拌匀冷藏3小时即可。

【菠萝什锦饭】

※ 北京军区总医院高级营养配餐师于仁文：

菠萝最适合入荤菜，因为其中所含的蛋白酶能帮助蛋白质消化。所以，炒肉、炖鸡时加点菠萝，有食欲，好消化，吃起来也没有油腻感。

除了做水果沙拉、鲜榨菠萝汁外，我推荐菠萝什锦饭，具体来说，菠萝肉切块，鸡腿去骨切块并炒熟，待米饭炒熟后，加入鸡腿和炒好的鸡蛋，再加上菠萝粒和葡萄干炒片刻就可以吃了。

菠萝虽可口，但怕冷、体弱的人和糖尿病患者应少吃。

三种水产这样吃

春天正是河鲜、海鲜肥美之际，什么鱼儿、河虾、贝类、海虾、螺都来了，不仅肉质鲜美，营养也丰富，来看看专家们的推荐。

【水中黄鳝营养好】

※ 广东省中医院营养师郭丽娜：

提到这个时候的水产，我个人非常推荐黄鳝。黄鳝的营养价值很高，尤其富含 DHA 和卵磷脂，对健脑有帮助，且黄鳝脂肪极少，对于爱美女士来说也特别适合。

在我的家乡，人们喜欢将鳝鱼切片与油麦菜一起炒，营养丰富，卖相又好。有一点需要注意，黄鳝死后体内的组氨酸会转变为有毒物质，因而烹饪黄鳝要现杀现烹，而且要煮熟烧透。

【海中鳗鱼是个宝】

※ 清华大学第一附属医院营养科主任王玉梅：

鳗鱼被称为"水中软黄金"，对于老年人来说，绝对是个好食物，它富含优质蛋白和各种人体必需的氨基酸，有助预防大脑功能衰退与老年痴呆症。此外，鳗鱼富含维生素 A 和维生素 E，对预防视力退化、保护肝脏都有很大益处。如果家有老人的话，可以一周吃一顿红烧鳗鱼，尤其是加点黄酒、盐腌制一会儿去腥，然后铺上葱段、姜片蒸着吃，既健康又保持了鳗鱼天然的鲜香。

【百味牡蛎很肥美】

※ 天津中医药大学第一附属医院营养科主任李艳玲：

春天的牡蛎是比较肥美的，它平肝潜阳，镇惊安神，有收敛固涩的功效，男性可以多吃一些。

天津人吃牡蛎非常有经验，有清蒸、鲜炸、生炒、炒蛋、煎蚝饼和煮汤等多种方式。比较美味的有加姜片清蒸，可保持原汁原味儿；还可将蚝肉加入少许黄酒略腌，然后裹上面糊，入油锅煎至金黄色；还可以配海带、肉块、姜丝煮汤，煮出的汤白似牛奶，非常鲜美可口。

春分到，萝卜来开会

"冬吃萝卜夏吃姜"可能是最"误导"的一句名谚了，因为这萝卜，春天吃也是很棒的。

【咽喉痛吃白萝卜】

※复旦大学附属中山医院营养科副主任高键：

提倡冬天吃萝卜，多半是因为冬天干燥，萝卜水分多，能缓解干燥的状况。其实别的季节也一样可以吃萝卜，特别是在大部分地区都比较干燥的春季。

在上海，我常吃的是白萝卜，市面上卖的有大的，也有小的。一般小的白萝卜，我就生吃，大的就做熟了吃，比如鲫鱼萝卜汤，是经典配菜。我们这边在做红烧肉的时候也加一些萝卜，能解腻，萝卜在肉的滋润下也特别入味。

白萝卜含有大量的水分，维生素 C 含量很高，吃起来也很清凉，还能缓解咽喉肿痛。

但是吃白萝卜容易胀气，吃多了肠胃会不舒服，有肠胃虚弱的还会有反酸的症状。至于吃多少合适呢？可以这样算一下：我们每天大约要吃 500 克的蔬菜，其中一半是绿叶蔬菜，另外一半是其他两三种蔬菜，萝卜占到一种就行了。所以每天吃大概 2 两的萝卜就可以了。

【饭后嚼嚼青萝卜】

※ 天津市第三中心医院营养科主任医师齐玉梅：

说起萝卜，我推荐一下青萝卜，在家里我经常吃完饭后来几片，清脆爽口。尤其是吃口味较重的饭菜时，来几片水灵灵的青萝卜，一扫之前的腻味，顿时觉得身体通畅。

北方的春季干燥少雨，容易上火。除了多喝水之外，可以备点青萝卜当水果，青萝卜是寒凉蔬菜，能清热泻火，是对抗春燥的功臣。青萝卜里面水分较多，对于因为天气干燥引起的皮肤干燥、口舌干渴有不错的效果；还有的人干燥时会引起便秘，青萝卜含有很多的膳食纤维，能够促进胃肠蠕动，也能促进排泄。

青萝卜生吃就比较好，直接吃、用糖或者醋凉拌当个小菜都很好。以前青萝卜有一点辣味，现在由于品种改进，很多青萝卜没了辣味，吃起来更可口了。

需要注意的是青萝卜寒凉，寒性体质的人和脾胃虚弱的人不宜多吃。

【护眼首选胡萝卜】

※ 中山大学孙逸仙纪念医院临床营养科主任、副主任医师陈超刚：

　　广东这边胡萝卜吃得不多，在酒席上一般是配菜，切成丝、片，配其他菜做，或者雕个花当装饰。但是我就比较喜欢买胡萝卜，只要是我买菜就一定会买胡萝卜，一般是两天买一次。

　　我们每天吃的蔬菜颜色尽量多一些，绿色、紫色、黄色等各种颜色的蔬菜都要吃一些才能营养均衡。而且胡萝卜营养价值也很高，它含有的 β—胡萝卜素能够预防心脑血管病，调节血脂、血压，清除自由基。而且 β—胡萝卜素在体内还能转化为维生素 A，有维护视网膜以及上皮组织的功能，对眼睛很有好处，是非常健康的食品。

　　一般我做胡萝卜会切成丝炒肉，或者切成块炖排骨。但是需要注意的是胡萝卜也不能吃多了，有些人一天吃好几根胡萝卜，连续吃好几天，可能脸色就会发黄，这是正常现象，停吃胡萝卜就行了。

健脾胃，给山药找个伴儿

春天容易肝火旺，而肝旺可伤脾，所以初春时人的消化吸收能力普遍不好，可适当多吃些甘味食物，咨询营养学家，他们的建议是：吃山药。如何吃，窍门还挺多。

【熬粥：搭配上红枣】

※ 国家高级营养师赵英敏：

山药的食疗价值极高，在我所开出的"瘦身餐单"中，几乎都少不了山药的影子。不过，我极少用山药做菜，大多是作为主食的一种进行替换。

这是因为，山药为薯类的一种，作为主食吃不仅营养丰富同时还可帮助调养脾胃，降低血脂和血压，减轻体重。而如果用来炒菜的话，吃了山药再吃饭，就会造成淀粉类食物过多，导致体重增加。

最推荐的是山药薏米红枣粥，这个可是被称为"长寿粥"。薏米提前浸泡，山药去皮切块一起煮成粥即可，一周建议选择三次，也可以再加入一些其他的食材，比如黑芝麻、黑米一起打成米糊也非常方便。蒸山药也是经常吃的，蒸熟后可淋上蓝莓果酱，增强气血的同时增加了蓝莓的抗氧化延缓衰老的功效，口味也更受欢迎。

【做菜：做成五彩的】

※ 江苏省人民医院营养科赵婷：

前几天，一个患糖尿病多年的朋友来找我诉苦，称辛苦控制这么多年的血糖一直很好，可近期体检又发现肾功能出现异常，总觉得乏力，容易感冒，没食欲，我立刻给她推荐了一道"五彩山药"。

原料有山药、胡萝卜、豌豆、玉米粒和红甜椒。做起来很简单，把这些原料都切成像豌豆那么大的丁，倒进开水中汆烫两分钟左右，然后再放到凉水里冲洗一遍，再倒色拉油，爆香葱蒜末翻炒两三分钟，加调味料后加水淀粉勾芡就可以了。这道菜既适合糖尿病患者，又因色彩鲜明而利于提升食欲。

其实，这道菜对于那些脾胃虚弱的人来说也很适合，能帮助他们逐渐恢复脾胃运化功能，并有足够的能量帮助消耗分解体内沉积的脂肪。这样一来气血充足了，血液循环畅通了，人的气色看起来也更好。

【煲汤：请选用牛蒡】

※ 解放军总医院第一附属医院营养科吕春健：

用山药炖汤的时候，我倒是推荐再加上另一种外形类似山药的根茎类蔬菜：牛蒡。

　　这几年，在看健康养生方面的节目时经常能听到牛蒡。它含有丰富的膳食纤维、胡萝卜素、微量元素锌和硒，长期食用，有帮助排便、降血压、降血脂的作用，还有增强身体抵抗力的功效。尤其春季食用，能缓解上火症状。

　　或者与肉类和菌类煲汤，或者是直接煮水，可根据自己的饮食习惯来选择。但以我的经验来看，不管如何做，削皮后的牛蒡要立刻放入清水中浸泡，否则容易氧化变黑褐色。而且在烹调之前，可用醋水泡上十分钟，这样不仅能去苦涩，还能防止其变黑，口味更好。

春尝鲜，河海通吃

【吃海白菜能上瘾】

※ 北京军区总医院高级营养配餐师于仁文：

这些日子吃海白菜上瘾了，我们一家三口每天都要吃！海白菜属于海藻类食物，口感肥嫩爽滑，富含镁、钙、碘等微量元素，还含有海藻胶等可溶性膳食纤维，每天吃上几口海白菜，可以有效地降低乳腺癌、冠心病、心脏病的发病风险。

海白菜吃着也很鲜，是因为含有钠、香味氨基酸的缘故。海白菜含钠量较高，在吃之前要在水里多泡泡，然后放到沸水锅内焯透，把水挤干之后切碎放入盘内，再加些精盐、味精、酱油、蒜泥、香油这些调味品，拌匀了就可以食用了。味道鲜美，虽不及鱼虾，却也是另有一番美味。

除了凉拌海白菜，海白菜蛋花汤也是非常不错的选择。先将葱花与海白菜在油锅中翻炒，然后加水烧开，将鸡蛋打入形成蛋花，鲜美的海白菜蛋花汤就做好了，简单方便，重要的是营养丰富。一样的海白菜我们变着花样吃，吃得更营养更健康。

【清蒸扇贝最好吃】

※ 国家一级营养师王雷军：

扇贝味道鲜美，营养丰富，是海味中的三大珍品之一。将扇贝中白色的内敛肌晒干做成的干贝，也着实不错。

那这个扇贝怎么挑呢？买新鲜扇贝的时候，一定要闻一闻，有坏臭的味道就很不新鲜了；要是有汽油或者煤油的味道，那可要小心了，可能是受到甲基汞的污染了。还要看一看，新鲜的扇贝壳色泽光亮有弹性。

提醒大家一下，食用的时候，一定要把扇贝煮熟了再吃，没熟透的扇贝所含的细菌很多，加上环境污染等因素，吃的时候在开水里煮一煮，等扇贝张开了才可以吃。

新鲜的扇贝可以做一道蒜茸粉丝蒸扇贝，味道鲜美，怕寒的人可以放点姜丝；干贝烧汤，味道也不错，做成配料，少放点，晚放，干贝煮四五分钟就可以了。扇贝虽美，高胆固醇、高血脂体质的人要少吃，贝类多寒凉，脾胃虚寒者也不要多吃。

【油炸河虾也不错】

※ 解放军 309 医院营养科主任张晔：

春天来了，虾儿肥美，是老少皆宜的美味食品，尤其是鲜活的虾经过烹调之后更是滋味甜鲜、口感脆嫩。

吃虾，给人最多的感觉就是鲜，这鲜是怎么来的呢？

虾富含谷氨酸，又含有一定的钠，谷氨酸和钠组合在一起，就成了味精的主要成分了，这鲜也就自然而然了。

这美味的虾该怎么吃呢？告诉大家，蒸、煮、干炸、油焖都可以。对于心血管病患者来说，白灼虾的吃法最合适。对于孕妇或者备战中考高考的学生来说，油炸虾是个挺好的做法，味道好，虾皮中含有的钙也能被身体有效地吸收。对老人孩子来说，可以做成虾丸、虾泥，营养不少，美味不减，还容易消化。

虾虽然鲜美，可也要注意，虾的头部胆固醇含量较高，也容易残留一些重金属等，在虾大量繁殖的季节，虾子也含有一部分胆固醇。高血脂、高血压和糖尿病朋友在食用时需要注意，虾头和虾子尽量少吃。

春吃鲜豆胜过肉

吃肉不如吃豆，何况春天的鲜豆又嫩又香，也是营养品质最佳的时期。鲜豆类除了蛋白质在蔬菜中含量最高外，还富含各种维生素、矿物质和膳食纤维，是低脂肪高营养的好食材。

【豌豆护眼效果佳】

※ 吉林省健康协会常务理事郝孟忠：

豌豆是应季蔬菜，颗粒圆润鲜绿，十分好看。豌豆可不是只以外貌取胜，它含有丰富的维生素 A，有护眼的食疗功效；另外，其维生素 C 含量比干豆要高得多，好吃又有助于提高免疫力。

整天对着电脑的上班族可以来个护眼大餐：将豌豆、胡萝卜和玉米一起炒着吃，不仅色鲜味美，而且营养丰富，能有效缓解眼睛干涩不适。小孩和老人也可以吃，营养丰富，也很好消化。另外，给大家推荐一款营养健康的主食：豌豆焖饭。米饭快煮好时加入洗净的豌豆，搅匀后继续烹煮。煮好后再加入洋葱丝、熟的瘦肉粒，盖上盖儿再焖一会儿即可。这时大米中的谷类蛋白、豌豆中的豆类蛋白和瘦肉中的动物蛋白互补，营养全面，适合白领和学生人群食用。

在选购豌豆时，要选深绿色、有光泽的新鲜豆子，掐一下，嫩的有水流出，老的则硬硬的。

【蚕豆煮汤鲜又香】

※ 海军总医院营养科副主任陈延丽：

蚕豆味甘、性平，健脾养胃，还含有丰富的锌、磷脂和胆石碱，具有健脑作用，尤其适合脑力工作者食用。

蚕豆不宜生吃，可以炒菜、熬粥，而我喜欢用蚕豆煮汤，给大家推荐一款蚕豆粉丝蛋汤。

将热锅上油，油热后下姜末，再倒入洗净的蚕豆炒至变色出香味，加适量清水，烧开后，下泡好的粉丝。待蚕豆米和粉丝都煮到烂熟时，冲入打散的鸡蛋，出锅前加少量盐，我还喜欢加点白胡椒粉和葱花，提味的作用很好。

购买时，挑选粒大饱满、无发黑、无虫蛀的，这样吃起来才鲜嫩。在家烹制蚕豆时一定要煮透，防止食物中毒，而且一次也不要多吃，否则容易引起腹胀。注意有些人对蚕豆过敏，会引起蚕豆病（急性溶血性疾病），这类人群要禁食。

【爽口的荷兰豆沙拉】

※ 国家高级烹饪师、二级公共营养师陈治锟：

肥嫩多汁的荷兰豆嫩荚是我的最爱，而春天的荷兰豆格外脆嫩新鲜。

荷兰豆与豌豆、蚕豆不同，我们主要吃它的豆荚，豆荚中含有的 B 族维生素和维生素 C 都是水溶性维生素，高温烹调容易流失，所以我给大家推荐一款荷兰豆沙拉。

将荷兰豆洗净切成段，快速焯一下后和红、绿甜椒以及自己爱吃的水果一起做成蔬果沙拉，颜色漂亮，营养丰富，吃起来也清爽极了，而且还有祛火补水、美容亮肤的功效。

除了富含维生素外，荷兰豆中还含有丰富的膳食纤维，能降低胆固醇，促进大肠蠕动，能清肠通便。选购荷兰豆时，要选色深光亮的，用手捏一捏豆荚内的豆子是否大小均匀。荷兰豆不宜保存，最好现吃现买。

美味营养顶"瓜瓜"

　　水分足，味道香，春天吃瓜解烦躁。不论是蔬菜瓜还是水果瓜，都是补营养、祛燥热的好食物，跟着营养专家学吃瓜，美味营养顶"瓜瓜"。

【佛手三丝清甜爽脆】

※ 江苏省中医院营养科营养师汪燕：

　　佛手瓜皮或绿或白，表面凹凸不平，看着样子不好看，但切开一看，果肉洁白如玉，清爽宜人，口感也细腻清爽，是名副其实的好瓜。

　　佛手瓜样子看着有点像鸭梨，清炒着吃也是水分很足，脆嫩清香。佛手瓜是高钾低钠的健康蔬菜（每百克含76.7毫克钾、1.0毫克钠），经常适量食用能够利尿排钠，有辅助降血压的作用。另外，瓜肉中还富含膳食纤维和维生素C等营养素，常吃能够帮助我们增强身体免疫力。

　　当感觉身体比较燥热时，我会做点佛手三丝吃，吃下去清凉爽口，心情也舒畅。做法是将佛手瓜、胡萝卜、荷兰豆切丝放入开水中快速焯一下，然后捞出过一下凉水，再把调好的料汁儿浇在上面即可，颜色好看，营养丰富。

佛手瓜味道清香，味道较重的调料会伤到它清新的本质，所以烹饪要以清淡为主。

【青木瓜炖鱼滋润肌肤】

※ 国家二级公共营养师杨文娇：

清甜、软滑、多汁的木瓜是皮肤"解燥剂"的首选水果。其肉色鲜红，含有大量β—胡萝卜素和维生素C，能抵抗氧化损伤，润肤养颜。而且，木瓜中的木瓜蛋白酶能够促进蛋白质、糖类以及脂肪分解，能促进肌肤代谢，维持皮肤的明亮清新。

橙黄色的熟木瓜可以生吃或炖甜汤喝，而绿色的青木瓜是煲汤的好食材，可以跟肉类一起炖汤，虽然少了一些甜味，但却平添了一份清爽。

我平时喜欢炖青木瓜鲫鱼汤吃，油热后放一点姜片，出香味后把鲫鱼放进去用小火煎一下（两面呈淡黄色即可），然后加水转大火煮开后下青木瓜块，小火炖20分钟，出锅前加少量葱段和盐就好了。奶白色的汤，味道清香怡人，吃起来也不腻。

【哈密瓜煲汤清热解渴】

※ 北京朝阳医院营养科高级营养师宋新：

哈密瓜的口感可是顶呱呱，香甜得很，被称为瓜中之王。哈密瓜果肉黄灿灿的，富含 β—胡萝卜素，被人体吸收后转化为维生素 A，能帮助保持皮肤与器官内腔黏膜的健康，对缓解眼睛干涩也有一定作用。而且，哈密瓜还是一种高钾低钠的水果，能起到辅助降压的作用。

哈密瓜味甘性凉，具有止渴除烦、利小便以及治口鼻疮的功效。哈密瓜口感好，可削皮直接吃，但因为其性凉，春天不宜多吃，我一般煲甜汤时会放一些，这样既能中和其寒凉性，而且清甜的香气会融入汤中，味道非常好，营养又养颜。哈密瓜含糖量较高，食用量一次不宜超过 200克，尤其是糖尿病患者应少吃。另外，哈密瓜性寒，肠胃功能弱的人群不宜多吃。

变着花样吃浆果

皮肉相连、多汁香甜、颜色丰富，春天是吃浆果类水果的好时候。不管你是草莓控、蓝莓迷，还是钟情于猕猴桃，都可以尽情享用。下面就看看营养专家们怎么变着花样吃浆果。

【蓝莓做果酱】

※ 中国营养联盟高级营养讲师徐静：

浆果就是果皮和果肉区分不明显，果肉多汁的一类水果，我自己比较钟情于蓝莓。一颗颗深蓝色的果实中富含各种抗氧化物，其中最有名的就是花青素，孩子吃了可以缓解眼睛疲劳，女性吃了能帮助保持皮肤弹性。还有研究显示，常吃蓝莓还有预防老年痴呆的作用，所以我们可不能小看这小果实。而且蓝莓中可溶性纤维含量高，能有效降低胆固醇，防止动脉粥样硬化，促进心血管健康。

我喜欢做自制蓝莓酱，没有添加剂，营养又好吃。将蓝莓和冰糖倒进锅里用小火煮，边煮边搅拌，等到冰糖融化，蓝莓熬成酱时就可以盛出来，晾凉后放入冰箱保存。平时吃面包、吃饼干时涂一点儿，味道很好。新鲜蓝莓不容易保鲜，所以大家每次不要多买。另外，买蓝莓时要注意，果皮呈深紫色并呈白雾状的果实比较新鲜。

【猕猴桃沙拉】

※ 国家高级公共营养师徐文飞：

猕猴桃披着一层毛茸茸的皮，剥开皮来一看，嫩绿清香，尝一口酸甜爽滑。大家都知道猕猴桃是维生素 C 之王，它也是护眼的好水果，其中富含的 β－胡萝卜素对眼睛有益，而叶黄素及玉米黄素是保护视网膜及晶状体的"护眼双杰"。

我自己喜欢做蔬果沙拉——猕猴桃玉米番茄，猕猴桃去皮切丁，番茄洗净切丁，把煮好的玉米粒混在一起，再淋上点儿苹果醋，酸甜多汁，味美极了。猕猴桃的钾含量算是很高的，肾脏病患者不宜多吃。另外，猕猴桃性寒，体质虚寒者和肠胃不好者不宜多吃。

果实饱满，果皮绒毛多的猕猴桃是好果子，挑选时要注意。建议大家买的时候要"软硬并施"，硬的可放置室温催熟；有果香味儿，蒂头比较软的就可以直接吃了。

【草莓配酸奶】

※ 首都医科大学附属北京友谊医院营养科顾中一：

柔软多汁，无皮无核，草莓味道好，吃起来也方便，理所当然地成为这段时间我的主打果品。每天洗上一小碗吃，工作的紧张感也会消除不少。

草莓咬上一口，全是水，是春季补水的好食物。另外，草莓含有丰富的维生素C（每百克鲜果肉中含60毫克维生素C），比柑橘高3倍，而且丰富的果酸能帮助消化，防治便秘。爱美女士们可以适当多吃一些草莓。

给大家推荐一款自制果奶——草莓酸奶：新鲜草莓洗净后捣碎，然后加入原味酸奶拌匀就行，可以根据自己的口味适当加点蜂蜜。

选购草莓时，要选择果实心形饱满、表面平整，鲜红有光泽、结实，手感较硬的，品质才最佳。清洗草莓时，不要先摘掉草莓蒂，因为去蒂的草莓若放在水中浸泡，残留的农药可能会进入果实。

夏季篇

这个夏天让海带做主

你平时吃海带吗？一般怎么吃？编辑随机问了身边的几个人，结果不出所料——不是经常吃；吃的话，只是放一点在排骨汤或者是凉拌菜里。对于这个问题，专家们的意见是：夏天的时候，应该让海带当主角了！

【海带炖排骨不油腻】

※ 江苏省人民医院营养科赵婷：

我是经常吃海带的，跟曾经炒得非常火的绿豆、大蒜相比，它倒真是件实惠又营养的食物。去超市买到干海带，拿回家充分浸泡，就可以很轻松地做菜了。我最喜欢吃的是海带炖排骨，虽然它是个很普通的菜肴，但我的方法有些特别。

夏天的时候，你肯定很讨厌油腻的食物。这时候可以在加工排骨时不用油炒，放水和姜片烧开后，将排骨煮两分钟，让血水和腥味物质都浸出。把水倒掉后，放一点油稍稍翻炒一下排骨，把海带加进去，放一点调味料就可以了。海带本身就有鲜味，用这种方法做出来的排骨汤不油腻，能减少一半的用油量。

【银耳海带汤很解暑】

※ 国家高级营养师许钰麒：

夏季天气炎热，耗气伤阴，吃饭前喝点甜品是非常不错的。海带可以祛暑，银耳能够养阴，搭配起来相当棒。海带有"碱性食物之冠"的美称，一般家庭都喜欢拿它来凉拌或者炖肉汤，其实用海带做甜品也很好。

把海带和银耳分别用水泡开，洗净，放入锅中加适量的水，先用大火煮开后再用小火慢熬，等熬得差不多时，再加入冰糖，稍微放点红枣、枸杞什么的，再煮一会儿就好了。

海带有泄热利水、去脂降压的功效，特别适合在夏天吃。而且在这款甜品中，海带和银耳都很有嚼劲，冰镇以后，口感就更好了。

【凉拌海带丝挺美味】

※ 解放军 309 医院营养科左小霞：

饭馆里卖的凉拌菜里一般都有海带丝。就是到了日本、韩国这些国家，凉拌海带丝也同样是最经典的。吃起来不仅可口，而且由于富含藻朊酸，不被消化，促进排便的效果也很好。一个经验是，海带有厚薄，厚的可以带根和肉、排骨搭配炖着吃，而薄的海带就是做凉拌海带丝的首选。

先把海带焯几分钟，除了加上经典的干豆腐条、胡萝卜丝以外，我还喜欢加些青椒、红椒和黄椒，再搭配些酱油、醋、生姜丝、香油、白糖等调料，吃起来脆脆的，一款夏天的美味就做成了。值得推荐的是，泡发海带可以用淘米水，既易发易洗，也更容易烧煮。

冬瓜消暑第一菜

盛夏季节，消暑的食物自然最受欢迎。冬瓜就不错，它有祛暑、祛湿、利尿的作用，因而也成为很多减肥女性的最爱。但这小小的冬瓜，怎么吃也有讲究，来看看营养专家的建议吧。

【最祛湿的：豆豉红椒冬瓜皮】

※ 武警总医院营养科主任吕利：

冬瓜清热利水、生津止渴、解暑的作用是大家都知道的，但很多人吃冬瓜的时候都习惯把瓜皮丢弃，其实它的食疗效果比冬瓜肉更强。

推荐一个我本人比较喜欢的菜：把冬瓜洗净切下外皮，皮的厚薄适度就可以，然后再切成丝，加上红尖椒（如果不能吃辣，也可以换成红柿子椒），用油、葱、姜煸炒，差不多7分熟的时候，加入适量豆豉酱，继续煸炒，熟了就可以出锅了。这道菜颜色鲜艳，味美可口，绝对会让你在夏季胃口大开的。我有两个小经验：第一，夏天吃点豆豉挺不错。第二，夏季的菜最好做得色彩鲜艳些，解决苦夏的作用不可小觑！

【最营养的：冬瓜汤氽丸子】

※ 清华大学第一附属医院营养科主任王玉梅：

夏天胃口不好，很多人饮食不规律，有一顿没一顿的，营养不够，冬瓜汤氽丸子是一道很好的菜，既消暑，不油腻，又能补充蛋白质，营养更全面一些。

首先用清水煮冬瓜，等冬瓜汤开锅以后，把肉丸子、姜末放入，丸子不要太大，避免食用过量而腹胀，一般一家三口一顿3两肉就可以了。丸子熟了之后可以加入一点胡椒粉，尤其是白领在空调房里久坐，很难出汗，毛孔闭塞，吃点胡椒粉可以帮助发汗。这道菜连汤带菜营养丰富，祛暑又能补水，简单方便，很适合夏天吃。

【最简单的：虾皮炒冬瓜】

※ 解放军309医院营养科主任张晔：

夏季上火是最常见的，很容易出现大便燥结、口臭等上火症状，此时吃点虾皮炒冬瓜最好。

冬瓜九成以上都是水分，热量低，性寒，再加上同属寒性的虾皮，配在一起炒，清火、祛暑的效果都不错。

方法很简单，炒冬瓜的时候加点虾皮就行了。不过应提醒的是，脾胃虚寒的人少吃这个菜，容易闹肚子，可以吃点清炒冬瓜，加入姜片、辣椒等热性的食物，有利于保护脾胃。对于3～5岁的幼儿来说，胃肠功能不健全，最好是吃冬瓜氽丸子，既可以祛暑，也不油腻，寒性少，还能补充蛋白质。这道菜也适合体质较弱的老人食用。

解暑：一茶一粥一甜品

盛夏时节，不管是烈日当空，还是让人疲乏的桑拿天，解暑都是首先需要的。清热、祛湿、提神则是解暑食物的主要任务，让我们来看看专家们的解暑方吧。

【一茶：荷叶茶】

※ 中山大学附属第三医院营养科副主任卞华伟：

天热，广东人都喜欢喝点凉茶，除了凉茶，我也会做一些荷叶茶。过去入伏，老百姓都会做荷叶粥、荷叶茶。荷叶能够清暑利湿、凉血止血，一般药店或食品店都可以买到。荷叶茶做起来很简单，把荷叶分成小块，用开水冲泡就可以了，喝一口，有淡淡的荷叶的清香味。也可以在茶中加入冰糖，喝起来甜丝丝的。

【一粥：杂豆粥】

※ 复旦大学附属中山医院营养科副主任高键：

我昨天晚饭刚做了杂豆粥，这就是我家的解暑粥。天热，没食欲，晚餐喝点粥，配点清淡小菜，非常可口。粥的热量不高，饱腹感强，而杂豆可以根据个人喜好加入，营养丰富，如绿豆能清热、赤小豆能养心、薏苡仁能利湿、黑豆能益肾。煮粥也有技巧，各种杂豆要提前浸泡，没时间的话，可把豆和水放锅里，煮开后每隔两三分钟加次冷水，经过3～5次，豆子很容易开花，开花后放米转成文火煮半个小时，粥的口感非常软糯。

【一甜品：沙冰柠檬雪藕】

※南京自然医学会食疗养生专家王城生：

藕吃起来脆脆的，还含有鞣质，能增进食欲，促进消化，不但能清火，也可以补血。

夏季暑湿较重，很多人疲倦乏力，喝一杯柠檬水，清新酸爽的味道让人精神一振，把这两种食物搭配在一起，就是我的解暑佳品了。

沙冰柠檬雪藕做法很简单，将藕切成薄片，入沸水煮5分钟，凉后加一点点盐，放入冰箱凉透后取出，拌糖、醋，这个量可以多一点。柠檬洗净，切薄片。取浅盘，铺入一层冰粒，再把薄柠檬片铺在冰上，然后放上藕片即可食用，酸甜爽口，消暑开胃。

三位专家三道蒸菜

　　健康美味蒸出来，火热的夏天，谁也不想在闷热的厨房里来回地折腾，不妨点个火，加点水，简简单单来个蒸菜吧。来看看三个地区专家的推荐。

【北京：蒸鲈鱼】

※ 北京军区总医院高干病房高级营养配餐师于仁文：

　　蒸菜我首选蒸鱼。鱼肉中的蛋白质和不饱和脂肪酸含量高，是一种优质的蛋白来源。另外，鱼肉中的肌球蛋白，可在短时间内蒸熟，与健康的低温烹调搭配很恰当。夏天，人们喜欢清淡，往往肉吃得少。其实高温环境中，体力消耗大，更需要从饮食中补充优质蛋白。

　　蒸鱼方法很简单。买条鲈鱼，洗净、去除内脏，和姜丝、生抽一起，放锅里蒸 10 分钟就熟了。取出后，根据自己口味，撒些葱末、红椒粒和香菜，还可淋上热油。一家人吃鱼，最好选河里的，含钠量低，适合大多数人群。鲈鱼品质较高，推荐蒸鱼选用。

【南京：南瓜百合蒸虾仁】

※ 江苏省人民医院营养科营养师赵婷：

我推荐一道江南风味的南瓜百合蒸虾仁。夏季人们喜欢吃甜食，南瓜里的南瓜多糖可以满足人们对甜的需求，而且南瓜中还含有丰富的纤维素和矿物质，比普通甜食健康得多。百合可以消暑祛火，虾仁提供优质蛋白。它们三者搭配在一起，是一道出色的夏日美味。

这道菜不仅讲究味道，还要求好看，做法稍微复杂一点。小南瓜切一半，挖出肉来切成丁，壳留作容器。将南瓜丁与百合、虾仁一起，加一些色拉油、料酒、盐，先放锅中炒一下。至半熟时，加点淀粉，收汁起锅。然后，盛入南瓜壳中，在大火上蒸 15～20 分钟即可。

【广州：茶树菇蒸牛肉】

※ 广州市第一人民医院营养科营养师梁倩芳：

广州人喜欢吃蒸菜，不管是肉还是蔬菜，都爱蒸着吃。茶树菇蒸牛肉就是一道标准的粤式蒸菜。牛肉切片，用酱油、糖拌一下，再加上些小苏打，使肉质更加细嫩。把调好味的牛肉和茶树菇放入蒸笼中，尽量铺平，再撒上一把蒜末，盖上笼盖，蒸个 7～8 分钟就行了。

茶树菇有助于降低血脂，而且非常爽口，与牛肉荤素搭配，荤菜提供蛋白质，素菜也吸收了肉汁中的味道，变得更加鲜美。

初夏请喝三款汤

初夏的感觉慢慢来了，温度不冷也不太热，身体也慢慢进入慵懒状态，而上火、燥热、浮肿等这个季节常见的毛病也随之而来。人们更愿意喝些汤汤水水的东西来润燥，营养专家也不例外，来看看他们的推荐。

【"三高"喝竹荪豆腐汤】

※ 解放军总医院第一附属医院营养科吕春健：

我给大家推荐一道竹荪豆腐汤，竹荪能保护肝脏，减少腹壁脂肪的积存，有俗称"刮油"的作用，豆腐对降低血脂和胆固醇也有非常好的效果，两者搭配，适合"三高"人群食用。

配料我推荐加鹌鹑蛋，做法简单省时。水烧开后放入竹荪（做汤时尽量用竹荪的茎，口感更好，如感觉味重可用水多冲泡几遍）以及切成小块的豆腐和提前煮好的鹌鹑蛋，再撒点切碎的青菜叶，三分钟后放少量盐，再滴几滴橄榄油，就可以出锅了。如有条件用鸡汤，营养更丰富，味道也更鲜美。

【三白汤缓解皮肤痒】

※ 广东省中医院营养师郭丽娜：

初夏，气温上升，加上雨水较少，很多人开始感到燥热不舒服，我给大家推荐一道润燥的汤：三白汤，也叫雪梨银耳百合汤。

我平时会做成甜汤，饭前喝一小碗。一般三口之家可用一个雪梨，5～10个银耳，百合一小把。银耳将根部剪掉用温水泡发，百合最好能选新鲜的。大火烧开后用小火慢炖，这样银耳中的胶质才能完全释放出来。出锅前放几颗冰糖，效果更好。也可加些瘦肉丁做成咸汤。

雪梨润肺，银耳能缓解水分不足，百合滋阴，三者搭配对缓解皮肤干痒、干咳等症状有很好的效果。

【消肿用冬瓜鸡蛋汤】

※ 南京军区南京总医院营养科副主任医师郑锦锋：

我很喜欢做各种蛋汤，因为最方便。天气越来越热，我给大家推荐一道冬瓜蛋汤。冬瓜性微寒，有利尿消肿、清热祛暑的功效。而且钾含量高，钠盐含量低，特别适合需低钠食物的高血压人群。

做冬瓜鸡蛋汤时将冬瓜切成薄片，鸡蛋打成蛋花，还可根据个人喜好加些木耳碎片或西红柿丁，出锅前点几滴香油。不但味道好，而且冬瓜的青绿，鸡蛋的嫩黄加上配菜的颜色，绝对是色、香、味俱全。

常言道：饭前先喝汤，胜过良药方。这个最好坚持，对减肥也有帮助。

苦夏吃点苦味菜

民间常有"苦夏"一说，其实是指在进入夏天后，多少会有些胃口下降、不思饮食并伴有低热的情况，所以身体也会感觉很乏力。巧的是，一些苦味食物对此有很好的调理效果，来看看专家们的推荐。

【凉拌蒲公英能泻火】

※ 高级烹饪师、营养师肖宾：

蒲公英大家觉得很陌生，仿佛只有在田野间才能见到，其实在大型农贸市场都可以买到。其味甘苦，性寒，吃些可缓解疲劳、降心火。

我最喜欢凉拌蒲公英，但其苦味比较重，所以在凉拌前，我都会用淡盐水焯 30 秒，然后再过一遍凉水，这样不仅能去掉苦味，还能保持其碧绿的颜色。待控干水后，将蒲公英切成小段，再将盐、虾皮末、蒜蓉调成汁一起拌匀，最后倒点香油或淋上点花椒油即可。

现在市场上还有很多苗芽菜，像枸杞苗也很不错，适宜凉拌，但脾胃虚寒者不建议食用。

【苦瓜柿子椒可开胃】

※ 北京中医药大学教授、中医营养保健品研发中心主任周俭：

每年夏天一到，苦瓜就是菜市场的主角。夏日养生，一准儿少不了它。苦瓜虽然入口苦，但是回味却很甘甜。

我一般不单吃苦瓜，太苦，而且寒性过重，所以会配上柿子椒一起清炒，能够起到中和的作用。苦瓜可以多一些，比例大概是 2/3 的苦瓜，配上 1/3 的柿子椒。苦瓜中的苦味成分能增进食欲、健脾开胃；柿子椒中的辣味成分也能够刺激唾液和胃液的分泌，有助消化的作用。而且这两种食物含有的维生素 C 都比较丰富，对于夏季因流汗过多而损失的维生素 C 是很好的补充。

【橄榄沙拉解热生津】

※ 国家二级营养师徐文飞：

橄榄是个好东西，需栽培 7 年才挂果，"物以稀为贵"，它的营养价值也很高，其氨基酸和钙的含量都比较丰富，从中医上讲，它还可以利咽化痰、生津止渴。

很多人不习惯橄榄的口味，可以将其和三文鱼一起做成沙拉。我一般都把 100 克生的鲜三文鱼切成肉丁，再加上 30～50 克的黑橄榄（十几个），橄榄在烹饪前可以用盐水先泡一下，去苦，为了让颜色丰富些，还可加小西红柿、紫甘蓝、菠萝丁等。最后加上沙拉酱，如果想吃得清淡些，可用酸奶代替，最后放点苹果醋或芥末，可去腥味。

一盘沙拉过夏天

在国外，沙拉几乎是每餐必备的菜肴，营养损失小、口味好、多种食物搭配是其最大优势。而在中国，沙拉却沦为饭店正餐前的"调味品"。专家建议，在这个夏天，学做几盘保健沙拉为自家餐桌增添点儿美味。

【搭配：酸奶不可少】

※ 哈尔滨医科大学第一临床医学院营养科主任闫雅更：

我平时很喜欢吃沙拉，但却很少去买沙拉酱，因为酸奶才是绝对的主角。就拿我最喜欢的一款沙拉来说，把苹果、香蕉、梨等切成小块，为了好看，还可加入木瓜、樱桃等，然后直接倒酸奶拌一下就好了。说说优点：酸奶口味酸甜又较黏稠，好用，更可贵的是，水果中的果酸有助于酸奶中钙的吸收，而酸奶与蔬果同食，也有利于提高蛋白质的效用，堪称绝配。

除了酸奶，也可自制调味汁，比如我喜欢用芝麻酱、番茄酱、辣根（芥末）和醋等来调制，用在蔬菜沙拉上，可减少食盐量，适合"三高"人群食用。

【时机：熬夜好伴侣】

※ 南京市中西医结合医院中医科主任王东旭：

我最喜欢把沙拉当作"熬夜餐"，因为熬夜容易引发上火，吃些沙拉就会减小风险。最喜欢的食材是荸荠和马齿苋，因为家附近就有山，可以摘到新鲜的马齿苋，这种食材 $\Omega-3$ 脂肪酸的含量非常高，属植物中的脑黄金。

在我看来，口感和性味挺重要。比如叶菜要焯一下，去苦又杀菌，然后切碎，放水果和沙拉酱搅拌。性味方面，比如马齿苋是偏凉的，要多放点姜和蒜末来中和，否则会引发腹泻。还需提醒，沙拉虽好吃，但也应适量，特别是长期呆在空调环境里的人们，吃多了反而会出现阴暑症状。

【烹饪：卫生最重要】

※ 国家高级营养师陈治锟：

民以食为天，食以安为先，对于吃沙拉，身边朋友最担心一个问题，怎么吃才能更安全？我有几个小妙招。

做沙拉，盐和醋是我最爱用的。果蔬可用淡盐水泡 10 分钟（如生菜、苦瓜、苦菊都可用此法）。也可用浓醋水（醋水 1：3 即可）清洗蔬果或做沙拉时多放醋，也可起到抑菌作用。

第二个方法就是合理焯水，如西红柿、紫甘蓝之类的，放在开水里焯一下就可以。虽然果蔬皮里营养素含量高，但跟卫生安全比起来，损失一点营养素也是明智选择，如番茄、黄瓜、苹果等去皮之后也更适合老人小孩食用。

夏日排毒有三杰

现在，如果你的口腔溃疡日益严重，排便次数越来越少，皮肤上不停地长起小疙瘩，这是身体在提示你：该"排毒"了！本期邀请专家推荐几个有效的"排毒食物"，不妨试试。

【早晨：凉拌醋木耳】

※ 北京中医药大学教授周俭：

夏天身体容易产生热毒，使人烦躁、中暑，如果毒素残留越来越多，超过身体排泄功能负担，就会成为健康障碍。

素有"人体清道夫"之称的木耳，可帮助排出体内毒素。木耳富含膳食纤维，能促进胃肠蠕动，避免便秘。不过木耳容易掺假，购买时要注意挑选大小适中，表面干净、平整，脆而易断的。

我经常在家做的一道菜就是醋拌木耳，非常适合夏天食用。做法：把干木耳用冷水泡发3～4个小时，再将泡发好的木耳去蒂洗干净后撕成小朵，放入沸水中煮一分钟左右捞出，放进冷水，再沥干。倒入醋，加入适量的盐、芝麻油、姜蒜末、葱花，一起拌匀。醋拌木耳口感香脆，而且开胃，还有活血化瘀的作用，有习惯性便秘的人，可以经常食用。

【中午：猪血炖豆腐】

※空军总医院营养科主任刘东莉：

夏天要排毒，我给大家推荐猪血。猪血中的血浆蛋白被人体内的胃酸分解后，产生一种解毒、清肠的物质，可以促进肠道蠕动，排出多余粪便，从而起到排毒的功效。猪血里含有许多蛋白质、血红蛋白，能够促进蛋白代谢。其含铁量较多，对于贫血的人也有一定的好处。

猪血炖豆腐就是很好的一道菜。做法非常简单，将猪血、豆腐切小块入清水炖，再放入一些大白菜和适量的盐，出锅时滴上几滴香油。这道菜脂肪低，适口性强。而且将植物蛋白和动物蛋白配在一起，还能提高蛋白质利用率。

专家提醒，购买猪血时，一定要选表面光滑、有弹性，颜色鲜红、无异味的。如果是容易上火的体质，可以选择鸭血，因为鸭血性凉。有痛风、高尿酸血症的人不能多吃。

【晚上：海带冬瓜汤】

※解放军总医院第一附属医院营养科主任吕春健：

身体每时每刻都在产生毒素，如呼吸过程、新陈代谢过程及消化吸收过程等等。排毒不畅可能会引发便秘、痤疮等症状，在饮食中注意排毒也是很必要的。食物排毒其实主要通过两条途径：肾脏和肠道。有利尿作用的食物能促进人体对毒素的代谢速度，达到解毒的目的；能润肠通便的食物则通过促进胃肠的蠕动，排出宿便，解除毒素。

　　这里我推荐一个便宜又好用的排毒餐：海带冬瓜汤。海带中富含胶质成分，不被人体肠道消化吸收，可吸附肠道中的有害物质和毒素。而冬瓜属清热降湿利尿的食物，是夏季常吃的蔬菜。也可吃点西瓜皮，同样是一种利尿食物。这样搭配，既祛湿除烦又利尿通便，排毒效果不错。

　　但要注意的是海带属于海产品，其中的嘌呤和碘含量高，不建议痛风和甲亢患者食用。

夏天这样做豆浆

【绿豆＋莲子祛火好】

※ 解放军 309 医院营养科主任张晔：

说起夏季喝豆浆太热，是因为我们大多数时候说的豆浆都是大豆豆浆，但入伏之后，我们可以多做杂豆豆浆，比如绿豆等。我夏天经常会用绿豆加上莲子或者莲藕，一起放进豆浆机打成豆浆，这种豆浆祛火效果很好，尤其是内热重的上班族应该多喝一些。还可把绿豆和山药一起打成豆浆，有很好的健脾祛湿的作用。

很多上班族都是坐在空调房里，不出汗，出门又是高温，常常是内热出不来，经常上火，所以更应该喝热豆浆。不要贪凉喝冰豆浆，这对肠胃功能较弱的人来说，很容易引起腹泻。

【粮豆搭配最营养】

※ 华中科技大学附属协和医院营养科主任蔡红琳：

夏季豆浆最好的是粮豆搭配。因为豆类和粮食搭配打出的豆浆使蛋白质的营养价值更高，维生素也更全面。豆类可选用黄豆、黑豆、青豆、绿豆、红豆等，粮食类可选用小米、鲜玉米、薏米等。入伏以后，桑拿天明显增多，湿热重，而绿豆、红豆、薏米、玉米等有清热解毒、祛湿利尿的功效。豆类中含有抗营养因子，只有煮沸后才能被破坏，否则会导致消化吸收不良甚至中毒。

很多人都说能否豆类加蔬菜打浆，这种做法我不推荐，因为蔬菜中的膳食纤维很多，豆类也有膳食纤维，两者相加膳食纤维素太多，反而影响人体对钙、铁、锌的吸收。

【薄荷豆浆解暑快】

※ 国家高级营养师许钰麒：

热豆浆要想喝出冰凉味，一分钟就可以办到，只需在热豆浆里加一两片薄荷叶，加少许白糖即可。薄荷叶不能放入豆浆机和黄豆一起打浆，那样会越煮越苦。在豆浆煮好后，直接把洗干净的薄荷叶放进去就行，营养和口感都很好。夏季大多数人喜欢自制冷饮，其实也可以做成水果豆浆冷饮。把冰镇后的水果如西瓜、芒果、葡萄等放入榨汁机打成汁，然后倒入热豆浆里面，一起搅拌就做成了一杯水果豆浆了。

有人为了省事，直接把热豆浆放入冰箱冷藏，这样做并不好，应让热豆浆在自然环境中冷却后再放入冰箱，自然冷却时间最好在 1 个小时以内，因为时间太久易滋生细菌。

三款消暑茶

　　许多人喜欢饮茶，最常喝的就是绿茶和红茶了，不妨变变花样、换换口味。来看看专家们都有什么新鲜的饮茶方。

【偏爱西北三泡台】

※ 北京协和医院营养科主任马方：

　　我平时喝的饮料主要是白开水，偶尔喝茶的话，比较偏爱西北的"三泡台"。这是西北有名的盖碗茶，"三泡台"是当地人的叫法。材料很简单，就是 10 粒枸杞、3 颗红枣和 2 个桂圆，跟绿茶泡在一起，加块冰糖。打开杯盖，能闻到一股浓郁的茶香和果香。

　　这个三泡台是很健康的饮品，枸杞富含枸杞多糖，对调节血脂有帮助。红枣含维生素 C 及铁，能调气补血。值得一提的是红枣中还含有一种特殊的营养物质，叫环磷酸腺苷，它有两方面的作用，首先对调节睡眠有益，另外，对放化疗病人治疗后的副作用如呕吐、吃东西感觉味苦有缓解作用。桂圆也是滋补养血的营养品。加上凉性的绿茶，降低了饮品热性，各类人群都可以饮用。

【清新荷叶是最爱】

※ 天津中医药大学第一附属医院营养科主任李艳玲：

荷叶茶非常适合夏季饮用，清香甘甜，性凉，能清心火、消暑健脾、利尿解渴。而且荷叶是种很好的减肥消脂的食品，坚持喝下来，能清理肠道。

荷叶茶作为食品，没有减肥茶可能有的副作用，对"三高"人群、中老年朋友以及希望保持身材苗条的女士应该是最理想的选择。我们冲泡的时候只要取干荷叶或者荷叶粉和少量绿茶，倒上开水闷几分钟即可，基本上一天可冲3～4次，有便秘症状的人可适当增加次数。

总的来说，荷叶茶是一款偏凉的饮品，最好不要空腹饮用，尤其是体虚的人，以及一些有胃肠疾病如胃溃疡的人，因为茶碱促进胃酸分泌，对胃黏膜有刺激。另外，我很喜欢用荷叶蒸米饭，清香味浓很好吃。

【花茶宜人又调身】

※ 国家高级营养师汤佳：

很多人都是红茶、绿茶的忠实"粉丝"，但我就喜爱在夏天喝些花草茶来解暑。

如果是熬夜、上火、便秘了，金银花与大黄泡茶一定是最佳选择。金银花性味淡平，具有抗炎、解热、增强免疫力和抗菌及抗病毒的作用。大黄可泻热通便，凉血解毒。

取 3∶1 的比例（金银花三，大黄一，大黄切片），并以适量蜂蜜调味冲泡即可。

还有一个是康乃馨。康乃馨是献给母亲的花，这个大家都知道。可康乃馨能泡茶饮，有清心除燥，安神止渴，健胃消积，调节内分泌的功效，这个恐怕很多人都不知道，对女性是非常适合的。取 3～4 瓣康乃馨，用开水冲泡三分钟即可。

不过，在没把握的情况下，不要自行调配花草茶，且建议用紫砂壶或者陶壶，这样泡出来的茶更浓更香。

秋季篇

入秋苦瓜要巧吃

入秋后，饮食偏重温补，不过，像苦瓜这样的凉性蔬菜也还有用武之地，解燥又不寒凉，就看你怎么来做了。

【解腻：做个素炒苦瓜】

北方立秋之后，有"贴秋膘"的习俗，就是要吃些油脂高的食物，以备秋寒。但油腻的食物吃多了，容易使血脂、血糖升高，吃点清炒苦瓜能很好地解腻，而且苦瓜多肽也能起到降血脂、血糖的功效。

清炒时，油一定要很少，一点就够，主要是为了少些凉性，当然，如果你上火了，又吃了油腻的食物，那就可以吃凉拌苦瓜了。

提醒大家：苦瓜性凉，所以脾胃虚寒的人和中老年人要少吃。

【去燥：吃点凉拌苦瓜】

※ 解放军 309 医院营养科主任张晔：

虽然入秋了，但"秋老虎"的威力不可小觑，秋燥总是让人上火、情绪烦躁、没有食欲，这时吃点凉拌苦瓜绝对是立马见效！去除苦瓜的苦味，我有个诀窍，就是用食盐腌制 30 分钟即可，然后用水冲洗干净，既洗干净了，又除去了苦味，口感更清爽。

如果觉得凉拌还是苦的话，还可以热拌，就是直接在开水里焯一下就拿出来拌着吃。这样口感好一些，但相对而言，败火的功效稍微差一点。

【解暑：喝点苦瓜茶】

※ 健康时报驻日本特约记者李巍：

在日本，喝苦瓜茶非常流行，日本营养学家认为，苦瓜茶中富含钾，而且其含有的维生素 C 也是番茄的 5 倍。将苦瓜洗净，切掉两端硬的部分。再用刀将苦瓜一分为二，用勺子刮掉苦瓜芯。切成一毫米左右的薄片。把薄片平铺到大铁盘子上充分风干即可。经过风干的苦瓜片，苦味很淡，冲入热水，泡 10 分钟，苦瓜茶就泡好了。

另外也可以榨汁喝，不过苦瓜汁口感很苦，可加点雪碧饮料，缓解苦味，而且还有解暑、解乏的功效。

猕猴桃我这样吃

提起猕猴桃，就会想起它的嫩滑、爽口，还有高含量的维生素 C。不过，听到众多专家都把猕猴桃当作宝疙瘩，并把它列为最常吃的水果之一，还是有点小小的意外。本节关注猕猴桃，来听听专家的经验。

【拿来就吃最营养】

※ 中国农业大学食品学院副教授范志红：

猕猴桃我很喜欢吃，直接吃就行了。吃猕猴桃的时机要选好，空腹最好不要吃，因为猕猴桃中的蛋白酶活性很强，容易刺激肠胃。饭后吃猕猴桃可以帮助肠胃消化，两餐之间吃个猕猴桃便可为身体补充点能量。

一个误区是，有人说猕猴桃性偏寒凉，脾胃虚寒的人不能吃，其实我就是这种体质，吃一两个完全没有不适，不贪多就行了。有时我还会把猕猴桃汁和淀粉拍在生肉片上，这样炒出来的肉口感更鲜嫩。

【做成沙拉更爽口】

※ 清华大学第一附属医院营养科主任王玉梅：

西餐的很多冷盘中，猕猴桃常被切片摆花型作为陪衬，不只因为猕猴桃的颜色很抢眼，更多的是因为其口感很爽滑。其实，它还适合做沙拉。

我比较喜欢猕猴桃和生鱼片搭配。把猕猴桃打成泥，倒在用盐腌过的生鱼片上，在其周围配上青菜、胡萝卜片或猕猴桃片来装饰，好看又爽口。这道菜的热量不高，既有优质的蛋白质，又有丰富的维生素，同时，猕猴桃泥又有去鱼腥的作用，吃起来口感更好了。其他荤菜也可配一下。

【榨成果汁好润唇】

※ 浙江省台州医院营养中心主任、副主任医师何晓琴：

秋燥时节，嘴唇容易干裂，有时连喝水也难以缓解，遇到这种情况，我会推荐喝点自制的果汁——黄瓜猕猴桃汁。

把200克黄瓜（去籽切块）、30克猕猴桃（去皮切块）一起放入榨汁机，加入凉开水（约200毫升）搅拌，最后再加两小勺蜂蜜，吃饭前一小时喝下。黄瓜性甘凉，能清热解毒、利水；而猕猴桃性甘酸寒，解热止渴，两种合用能润口唇。

　　另外，猕猴桃也可以和其他蔬果搭配，如西红柿、柚子等一起榨汁，对缓解便秘有帮助。

当煮夫，先学熬汤

热播剧《婚姻保卫战》中，黄磊饰演的家庭煮夫许小宁，熬汤的功夫让很多女性都自愧不如——老婆喝醉酒了有醒酒汤，出差回来有补气汤——这是他维护家庭和谐的秘笈之一。在此，我们请三位专家来推荐自己最拿手的好汤。

【润燥苹果肉片汤】

※ 广东中山大学附属第三医院营养科副主任卞华伟：

秋天到了，早晚凉且干燥。秋风吹走了落叶，也吹去了人们脸上的水分，嘴唇和脸都绷得紧紧的。这时候喝一些苹果肉片汤能够滋阴去燥，美容补气。苹果的清香加上肉片的鲜美，煮出来后香味扑鼻，让人闻后食欲大开，且汤味清淡不油腻，实在太棒了。

方法是，把猪瘦肉切片飞水，沥干水分后重新加水煮开，两个苹果去皮切块加入，加入两三片姜，两颗蜜枣，熬1～2个小时，加入油盐调味后即可出锅。秋老虎导致的天气炎热也往往使人胃口不畅，这道汤香气浓郁，非常引人食欲。

【补气菌菇肉糜汤】

※ 解放军 309 医院营养科主任张晔：

我出差的次数比较多，有一道汤挺适合出差回来或者是加班回家后特别疲惫的时候喝，那就是菌菇肉糜汤。特点是各种营养素搭配全面，肉类富含蛋白质，菌类富含维生素及多种矿物质，可补充体力。

用鸡肉、排骨、大骨头棒子混在一起熬制汤底，加姜片去腥。汤凉之后，去掉表面浮油，将肉从骨头上拆下，放入搅拌机打成肉糜，放入平菇、金针菇、口蘑等菌类一起煮沸，调味后出锅。食用菌有特殊的香味，特别开胃，还有很好的吸油作用，使肉汤香而不腻，喝到肚子里暖暖的，使人感到放松，解除疲惫。

【祛风葱白木耳汤】

※ 复旦大学附属中山医院营养科主任高键：

夏秋之交，冷热交替，脾胃虚弱，特别容易感冒。可以煮点葱白木耳汤，将葱白切成 2～3 厘米的葱段，取嫩豆腐一块，豆豉适量，木耳、豆皮撕成小片，一起放入锅中，加水煮开，改文火炖 5 分钟后即可。

这道汤口味清淡。豆腐能清热解毒，葱白有发汗解表、散寒通阳等功能，与有解毒除烦功效的豆豉相配，能治外感咳嗽、鼻塞流涕、咽痒喉疼等症。加入木耳、豆皮，汤的营养更丰富，且口感不单调。葱白汤不是药，但有时却比药更有作用。当你有点感冒征兆的时候，如打喷嚏、流鼻涕，一碗温温的葱白汤下肚，很快就没事了。

我家莲藕正当时

【莲藕入汤：清口更润燥】

※ 浙江大学医学院附属第一医院营养科营养师朱秋红：

别看现在是秋天，可我们这里的温度还在 30℃ 以上呢，因此常会在煲汤的时候多放些莲藕，对缓解秋燥很有好处。鸭肉炖藕，就是我很喜欢的一款汤。

莲藕和鸭子都是生活在水里的，鸭肉最大的特点是不温不热，再加上性温凉的莲藕，就能清热祛火，滋阴润燥。尽量选新鲜的莲藕，老一点的鸭子，搭配上黑木耳，放入生姜等调味料，炖上 3 小时，出锅时再撒些盐，很香。

另外，莲藕排骨汤、莲藕猪蹄汤都有不错的秋补效果，不过用莲藕入汤，最好是切大块，不然就煮烂了。

【老藕做粉：养胃又止泻】

※ 上海交通大学医学院附属第三人民医院营养科营养师李明岳：

老一点儿的藕，糖分较高，纤维也比较多，做成了粉，纤维虽然流失了，但它性味温和了，对养胃、止泻有很大的帮助，特别适合中老年人或是有胃溃疡的人吃。

我的肠胃就比较弱，所以选藕时会挑选老一点儿的，做的时候，大多选蒸炖的方式，如炖砂锅菜。炖藕的时候一定要炖熟了，到酥烂的程度就可以了，用勺舀着吃，这样同样能达到养胃、止泻的效果。

但是做成粉后，糖分也会增高，热量会增加 5 倍多，因此，血糖偏高或有糖尿病的人，最好还是不要吃藕粉了。

【嫩藕凉拌：宝宝很下饭】

※ 山东大学齐鲁医院营养科营养师赵妍：

说到做藕，我的烹饪经验是，鲜嫩的藕，口感较脆，比较适合凉拌、热炒，而老一点儿的藕则适合蒸炖、煲汤。

我最爱的，还是凉拌藕片。在初秋时节，凉拌藕片每天不离饭桌。先焯一下，捞出，淋上蒜汁和醋，就可以直接上桌了。

家中有小孩子的，我就更推荐这道凉拌藕片了，孩子要是没食欲或者是吃了东西不消化，就给他做这道菜，爽口的感觉会让孩子爱吃饭，吃得多。另外，藕中的纤维素含量高，可以帮助孩子排便，一举两得。当然，一定要切薄点儿，切小点儿，方便孩子吞咬。

深秋一起来吃蟹

重阳之日，菊黄，蟹肥，黄酒飘香。这个时候摆上餐桌的河鲜，最美的恐怕就是螃蟹了，来看看三位营养专家的"吃蟹招"。

【南京：钟爱面拖蟹】

※ 江苏省中医院膳食科主任刘泽萱：

江苏盛产螃蟹，一般喜欢买一两斤，洗干净，再将蟹对切成两半。注意不要放反了哦，以免最美味的蟹黄在冲洗中流失。切好的蟹裹上面粉，稍炸一下，不要太久，以免破坏营养。炸好的螃蟹可配上蔬菜煮汤，也可与毛豆或笋片等放在一起红烧，非常香。

螃蟹是个食疗佳品，有活血、清热的功效，经常与酒搭配。比如，在酒中浸泡后服用汁液，有辅助治疗跌打损伤的功效；把蟹烤干制成粉，加入酒中一起喝下，能治疗产后腹痛。不过，普通人吃蟹还需搭些热性食材，像面拖蟹，在煮汤或红烧时再放些生姜、葱和料酒，既提了味，又中和了寒性。

【上海：喜欢蟹糊羹】

※ 上海交通大学附属第六人民医院营养科主任葛声：

上海人吃螃蟹花样最多，清蒸着蘸醋吃，油炸后做毛蟹炒年糕，还可把螃蟹煮熟，将蟹肉、蟹黄拆出来，混匀，加入内酯豆腐等食材，调味后，水淀粉勾芡，做成美味的蟹糊羹吃。有些家里老年人牙齿不好，手不灵便，吃全蟹比较困难，做个蟹糊羹就完美了。

总体看来，螃蟹营养价值较高，关键在于怎么吃。很多时候，螃蟹被作为配菜，大鱼大肉后，再吃上几只，总的蛋白质和胆固醇含量就超标了。我建议，螃蟹富含蛋白质，就把它当主菜吃，每顿吃一两只，再搭配些蔬菜或豆制品，营养就足够了，不必再吃更多鱼、肉了。

【北京：就爱吃蒸的】

※ 首都医科大学附属安贞医院临床营养科主任夏萌：

北京人吃蟹不太多，一般都是加些调味料蒸一蒸就搞定。很多人关心它的高蛋白质和高胆固醇问题，我帮大家算笔账。每百克蟹肉含 17.5 克蛋白，正常成人一天所需蛋白为 70 克左右，一顿吃一两个螃蟹，肉、蛋、奶甚至米饭都要少吃了。

再说胆固醇，每 100 克蟹肉含 267 毫克胆固醇，人体一日所需外源性胆固醇为 300 多毫克，而一个鸡蛋的胆固醇含量就有 231 毫克。您算算，如果今天吃了螃蟹，不要再吃鸡蛋了。另外，蟹肉富含维生素 A，在胆固醇帮助下，更易被人体吸收，对眼睛很有好处，还能保护皮肤，防止呼吸道干痒。

秋吃胡萝卜赛人参

胡萝卜在民间素有"小人参"之称，它价格低廉，营养价值却极高，是营养专家们的青睐之物，看看他们是如何烹调胡萝卜的吧。

【爽口养生：胡萝卜玉米排骨汤】

※ 中国疾病预防控制中心营养与食品安全所研究员何丽：

这道菜操作简单不费时，营养却很丰富，是我们家秋季餐桌上最受欢迎的一道菜。将猪排骨焯好后放入高压锅，冒气后清炖 10 分钟，撇去表面油脂，再将胡萝卜、玉米、青笋切块，高压锅炖 3 分钟左右，加盐调味，撒点香菜末即可。

汤撇去多余油脂，清淡不油腻。胡萝卜素是脂溶性维生素，与排骨一起炖，吸收更好，既减轻了肉的腥味又提高了肉汤的营养，特别适合老人、小孩食用。同时，玉米中还含有玉米黄素，且富含膳食纤维，青笋可刺激消化酶分泌，增进食欲。多样搭配，营养均衡。

【益肝明目：胡萝卜丝炒肉片】

※ 首都医科大学宣武医院营养科主任、营养医师李缨：

胡萝卜简直就是"万能配菜"，凉拌、热炒都可以。最常做的还是家常的胡萝卜丝炒肉片，先将肉片放入锅中煸炒，七成熟时加入切好的胡萝卜丝，加盐翻炒后即可，过程简单，可口下饭。

胡萝卜富含维生素 A，可补肝明目。凉拌的胡萝卜，虽然胡萝卜素摄入有所欠缺，但其所含的水溶性维生素却可得到更好的吸收，可稍加点醋。

【健脾护肤：胡萝卜肉皮粥】

※ 北京朝阳医院营养师宋新：

冬天的皮肤很干燥，有一道菜特别好。取胡萝卜、肉皮各 100 克，粳米半杯，将胡萝卜削皮洗净，切成细丝；肉皮处理干净后，切成条状，汆烫后捞出；粳米淘洗干净，放入锅中，加适量水煮成粥，待粥软烂时加入肉皮、胡萝卜，煮熟后放入适量盐调味即可。

胡萝卜健脾消食，同时可改善皮肤干燥的状况，从而缓解皮肤瘙痒。肉皮富含胶原蛋白和弹性蛋白，可补充和合成人体胶原蛋白，滋润皮肤，光泽头发。这道胡萝卜肉皮粥营养丰富，常食可从内部调理身体，缓解皮肤瘙痒的情况。

秋补"润"当道

　　每当过了处暑，炎炎夏日就要过去了，干燥的秋季随之而来，"润"成了饮食主题。本节我们就请三位专家来说说自己的滋润方。

【生津首选秋三样】

※ 国家一级营养师王雷军：

　　秋季，如果有人发生咽干发热、大便干结的情况，我推荐三样食物给他：银耳、橄榄酸梅汤，还有黑芝麻。

　　银耳润肺生津的效果很好，可以单独炖一碗银耳冰糖汤。还有一道适合秋天喝的饮品就是橄榄酸梅汤，生津止渴的作用很好。可以取新鲜带核的橄榄三四颗拍裂，再加入两三粒乌梅加水同煮，糖水里放一点点盐，口感很好，还有一定的消炎作用。

　　黑芝麻对于季节性的肠燥便秘很有效。很多人喜欢在烧饼表面撒点整粒芝麻，这种吃法不是很科学，因为芝麻外面的膜只有把它碾碎，营养才能被吸收。炒熟是个好方法，再将其磨成芝麻粉，和到面粉里蒸成芝麻馒头，口感清香且营养丰富。

【平时多喝珠玉二宝粥】

※ 北京中医药大学附属东方医院营养科营养师魏帼：

其实，秋天的燥主要表现为温燥，大家会感觉干咳少痰、咽干不适，而且有的人会食欲不好，对于这种情况，推荐大家晚上熬点粥喝，比如我常喝的珠玉二宝粥。

从名字上听不出这道粥的主要原料，其实指的是薏米、鲜山药和柿饼霜，薏米如珠，生山药、柿饼霜如玉就得出了这个名字。具体来说，山药是性平味甘的食物，归脾肺经，有润燥补肺的作用。而薏米性凉味淡，有很好的健脾作用。柿饼霜的功能也是润肺健脾。

做法很简单，先将山药去皮切成小块，将薏米捣碎，二者混合煮到九成熟时，把柿饼霜从柿饼上削下少许，倒进粥里，搅拌均匀，再煮 3 分钟，这样这道珠玉二宝粥就做好了，特别适合调理刚入秋的温燥。

【一粥一汤润秋燥】

※ 南京市中西医结合医院中医科主任王东旭：

这个时候，干燥在早上表现得尤为明显，早晨起床时会觉得嗓子发干，皮肤干燥，即便喝一大杯水，也难以解渴，其实完全可以在饮食上想办法，在这里，我推荐的是一粥一汤。

首先是一粥，指的是百合莲子粥，百合入肺，有很好的清肺润肺的作用，而莲子入脾，可以起到健脾安神的作用。饮用这款粥对于刚入秋的温燥能起到很好的缓解作用。

还有就是一汤，即枸杞玉竹乌鸡汤。秋季往往肺火太盛，伤肝，吃点枸杞能补益肝肾。玉竹则是滋润肺阴生津的良药。炎炎夏季人体的损耗较大，在秋天就有贴秋膘的习俗，而贴秋膘不宜选择过于肥腻的食物，这时乌鸡就是个好选择，特别适合体虚的老人和女性，滋补肺阴的效果更好。

秋天就来尝三鲜

秋令时节，瓜果飘香，新鲜的农产品齐上市，是尝鲜进补的好时候。在这个季节，怎么吃得天然又美味，来看看专家们的经验。

【山药番茄红白配】

※ 国家二级公共营养师、国际东方营养药膳学会理事郑育龙：

每个季节都要进补，但进补方式很不一样，夏天适合清补，到了秋天就要润补了。这里我首推山药。它含黏液蛋白，有提高免疫力的作用，而且还健脾养胃。

山药的吃法我喜欢做个红白配，就是西红柿炒山药。秋天的西红柿成熟度最好，番茄红素也是最为丰富的，而番茄红素是抗氧化剂，可预防和抑制癌症。要知道人体是无法自己合成番茄红素的，必须从食物中摄取。

其实两者搭配起来真的不错，不光颜色特别漂亮，山药润滑的黏液和西红柿的汁液相得益彰，汤汁比较黏稠，吃起来也很滑润，口感也是酸甜相宜，绝对是一家老少最喜欢的美食。

【营养美味茄子包】

※ 空军总医院营养科主任刘东莉：

俗话说，"立夏栽茄子，立秋吃茄子"，秋天的茄子口感细嫩，比其他季节的茄子更胜一筹。茄子主要有清热消肿的功效，非常适合在天气干燥、暑热未消的秋初食用。给大家推荐一款很有特色的美食：茄子包。

做法是把圆茄子洗净，纵切、横切数刀，但不切断，好像一朵盛开的花。在里边放些豆制品、瘦肉、蔬菜和鸡蛋，直接加油盐调味，上锅蒸熟。端上桌前，用锅盖一拍，原本张开的"茄子花"就成了扁扁的茄子包了。

我们都知道，茄子非常"吸油"，一不小心就会用油过量，像这样做成"茄子包"就能避免这个问题。在医生看来，吃茄子有利于防治心脑血管疾病，所以记得要常吃。

【香滑温润糖芋苗】

※ 江苏省中医院营养科营养师汪燕：

秋天是新鲜芋苗上市的时候，看到它我就想起了家人最爱吃的糖芋苗。芋苗属于芋头的一种，这是南京当地的叫法。看起来有两个板栗大小，有益胃宽肠的效果，是老少皆宜的粗粮食品。

先把芋苗蒸熟，这样再剥皮，手就不会瘙痒。把芋苗切小块，加点红豆、百合、冰糖，然后煮成芋苗羹，口味香甜，酥烂软糯，绝对是款美食。

很多人蒸芋泥都是"裸蒸"，不加任何食物，我这里边的配料就很讲究，红豆属于杂豆类，富含维生素 B 和膳食纤维，化湿补脾的效果不错。百合则是滋阴润燥的佳品。也可加点蜂蜜，润肺和通便的效果更好。但要注意，芋苗含较多淀粉，吃多了可能会胀肚子。

秋十月吃三贝

　　冒牌大闸蟹横行，就连著名新闻评论员曹景行也无限感慨：总有一天，我们吃的大闸蟹再也分不清楚哪些是阳澄湖的，哪些是其他地方的。其实，买不到好螃蟹也没什么可遗憾的，十月的贝类也是肉厚鲜香，为营养专家所青睐。

【海蛎"煮酱油水"】

※ 厦门大学附属第一医院营养科副主任姚亚红：

　　很多人喜欢秋季吃大闸蟹，其实海蛎也是不错的美味。秋季的海蛎最肥、肉最美，用"煮酱油水"的方法做一下，特别鲜美。

　　"煮酱油水"是南方特有的一种烹制海鲜的方法，跟煎炸相比，这种方法时间短，能更好地保留营养，做出来也更新鲜。

　　具体做法是：用姜丝炝锅，放入洗净的新鲜海蛎，稍微炒一下，放点酱油和水，小火焖一下，快熟时，放些豆腐块进去，稍微炖一下，放适量盐，最后放些蒜末去腥即可出锅。

海蛎本身的钙含量就很高，而且还含较丰富的维生素D，能促进钙的吸收。再放些豆腐进去，更能帮助补钙。

【扇贝锌含量高】

※ 天津中医药大学第一附属医院营养科主任李艳玲：

扇贝也是在秋季上市，和其他海鲜相比，扇贝的锌含量比较高，适合给孩子吃。同时，胆固醇含量也较高，尤其是老人，带壳扇贝一天别超 100 克，去壳的别超 50 克。

一种吃法是扇贝蘸汁。最简单也最新鲜，洗净后焯 3～5 分钟，待贝壳全打开后捞出晾一下。同时做好蘸汁，即把生抽、醋、香油混合放姜末即可。醋和姜可以杀菌。

另一种吃法是三鲜馅饺子。如果孩子不爱吃海鲜，不妨把扇贝肉弄出来剁碎，掺猪肉和韭菜包饺子吃。

还可以做扇贝汤。把扇贝简单焯一下，壳稍微打开即可，然后放入已熬好的高汤中，炖煮一会儿即可。这种做法能最好地保留扇贝的营养，味道也会很鲜美。

【喝碗蛤蜊疙瘩汤】

※ 国家二级营养师郑育龙：

贝类是青岛人最喜欢的海产品了，其中最为偏爱的就是蛤蜊，它可以说是矿物质的仓库。对于蛤蜊我们一般是蒸着吃，或者快炒以及煲汤。这里给大家推荐一个地方特色十足的蛤蜊疙瘩汤。

把新鲜的蛤蜊洗净,在水里煮熟,这时蛤蜊就一个个都开口了,取出蛤肉,放入小碗里。然后葱油爆锅,加入海鲜汤、面疙瘩以及蛤肉,淋鸡蛋液,加入盐、胡椒粉,撒上香菜末、油菜末和白菜末等即成。

喝一碗蛤蜊疙瘩汤,既好吃又营养。蛤蜊富含优质蛋白、铁、钙并且少脂肪,用来做汤味道鲜美,基本不需要加什么调味品。喝起来也是清爽可口,"三高"人群可以试试。

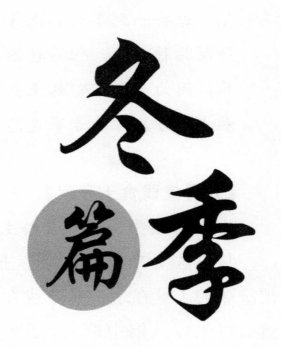

冬季篇

吃土豆，南北有不同

　　过去一到冬天，土豆萝卜是当家菜，现在虽然蔬菜品种多了，但是也不要完全拒绝其貌不扬的土豆，因为富含淀粉的土豆可是冷天的宝疙瘩。那么看看南方北方的专家是怎么吃土豆的。

【肠胃虚弱食土豆泥】

※ 江苏省中医院膳食科主任刘泽萱：

　　从吃法上来说，我推荐土豆泥。做法很简单，只要先把洗净的土豆在水中煮，或在锅中蒸，待熟透、变烂即可。然后将土豆从锅中取出，用勺子碾成泥。最后根据各人的口味，可向土豆泥中加些果蔬、酸奶、干果等配料。这种吃法，主要对于胃病患者或十二指肠溃疡患者很有好处。另外，6个月以上婴儿也可用来作为辅食。

　　从中医的角度看，土豆性甘味平，有补益脾胃、缓急止痛、解毒的作用。因此，在中医食疗上，土豆常可用于治疗脾胃虚弱、少气乏力、胃肠不和、脘腹作痛、小儿水痘。绞汁或煎汤后，将汁液涂擦于患处，还对流行性腮腺炎有一定的疗效。

【酸辣土豆丝增食欲】

※ 中山大学附属第三医院营养科主任卞华伟：

说到土豆做菜，还是炒的多一些。酸辣土豆丝香脆可口，适合佐餐，它的做法大家可能都知道，我在这里只提示一些小窍门。

土豆切成丝后，先在水中稍微泡泡。因为土豆中淀粉以直链淀粉为主，泡泡再炒，土豆丝会比较爽脆。加醋可以保护土豆中所含的部分维生素 C，而炒的过程中放油，又可促进土豆中抗氧化物质的吸收。调成酸辣味，还能减少食盐用量。

土豆所含蛋白质不高，但碳水化合物含量却不少，通常被当作含有淀粉的主食看待，也可以作为蔬菜来使用。所以，对于需控制每日膳食总热量的人来说，土豆当菜吃时，就要注意减少部分主食的量，以免热量超标。

【血糖高可代部分主食】

※ 北京军区总医院高级营养配餐师于仁文：

煮熟的土豆会变面，大家肯定会想到淀粉。其实土豆里边不仅淀粉含量高，淀粉的"兄弟"膳食纤维的含量也不少。它们都属于碳水化合物类营养素，不同的是，淀粉进入人体会产生热量，而膳食纤维则不会产生热量。但是，膳食纤维却有延缓胃排空和促进胃肠蠕动的功效。

　　我建议，血糖过高的人可以用土豆代替一部分主食。土豆中的碳水化合物含量在 17％左右，比米饭（26％）或馒头（50％）中的碳水化合物都要低。以土豆代部分主食，可减少部分总热量摄入，对肥胖、便秘和高血压、高血脂都有很好的改善和缓解作用。另外，膳食纤维可帮助降低胆固醇水平和及时排除代谢毒素，常吃土豆能有效降低结肠癌的发病率。

冷天喝好水、茶、汤（一）

北方干燥，南方阴冷，像痰多、感冒、便秘的问题都来了。这个时候，一杯水、一壶茶、一罐汤的作用就体现出来了。现在关注"一杯水"的学问，来看看营养专家的用法。

【对付感冒：黄芪水】

※ 上海交通大学医学院营养系副主任蔡美琴：

去兰州开会，发现那里的土特产店里，卖的是清一色的中药。于是，买了些黄芪，在这个容易感冒的季节，黄芪水是不错的"防感水"。

黄芪主要就是补气，上海现在比较阴冷，血液循环减弱了，喝点黄芪水，气血运行起来，感觉浑身都舒服一些。产妇生完孩子以后，也会推荐喝黄芪母鸡汤。现在卖的黄芪一般都是切成片的，一次取 9 克左右，放在锅里小火煮半个小时就好了。

据说胡适每天用 2～3 片黄芪开水泡后代茶饮用。其实，直接泡茶，黄芪中具有提高免疫力作用的黄芪多糖溶出来的少。

所以，上班族可把煮后的黄芪水灌到水瓶里带到单位，每天喝一点，抵抗力就会好很多。

【对付痰多：蜂蜜橘子水】

※中国中医科学院西苑医院急诊科主任杨志旭：

早上起床，嗓子总是堵着一口痰，我推荐橘子，如果是酸一点儿的橘子，对胃有刺激，可以做成蜂蜜橘子水，随时用水一冲就喝了，营养也比光吃橘肉多多了。橘皮、橘络都在里头，有理气健脾、润燥化痰的功效。

原料只有三样：橘子、冰糖和蜂蜜。先把橘子皮剥下来切丝，再用水泡一下（加一小勺盐，可去除苦味，杀菌消毒），泡半小时用清水洗干净，再把橘子瓣切成小块，橘络也别丢了。把橘皮和橘子瓣放进锅中，加少量清水和冰糖，大火烧开后，用小火熬一两个小时，不时搅拌。熬至黏稠，放凉后加入蜂蜜，倒入密封容器，再放到冰箱里冷藏一天。

想喝时舀个两三勺，冲入温开水，调匀一下，清香无比。

【对付便秘：木瓜银耳糖水】

※广东中山大学公共卫生学院营养学系副教授冯翔：

天凉后，广州大大小小的糖水铺里各式各样的清润糖水就该上市了。要知道，随着天气转凉，身体中的水分减少，口干舌燥、便秘、小便少的问题也出现了，这时候可以喝些各种各样的糖水。

我最喜欢喝的是木瓜银耳糖水。一般用木瓜半只（半斤左右），银耳三大朵（半两左右），冰糖适量（1两）。

将银耳用温水泡发后，洗净撕成小朵，木瓜削皮去籽，切成小块和冰糖、银耳一起放入锅里，加适量水煮开，然后转小火炖煮半个小时就可以喝了。在街头的小店里，看到的只是水，如果自己煮，就可以把木瓜和银耳全部吃了。

受欢迎的还有莲子百合糖水和雪梨冰糖水，做法跟上边的差不多，有润肺解燥、滋润养颜的效果，口感真是非常好的。

冷天喝好水、茶、汤（二）

　　工作之余喝点茶，滋润一下嗓子，提振一下精神，如果还能达到养生保健的效果，那就更好了。

【补血：红枣红糖配红茶】

※哈尔滨医科大学附属第一医院营养科主任医师闫雅更：

　　喝茶最好讲究时令，全发酵的红茶属温性，最适合冬季饮用。我建议大家在喝红茶时，往里加几颗大枣。如果喜欢偏甜的，可把白砂糖换为红糖。

　　这款茶最适合女性饮用。大枣有健脾补气的功效，红糖含铁量高，可补血。气行则血行，气滞则血瘀。红枣红糖配红茶，可补气行血，驱寒暖胃。一天加入 3～5 个大枣，与茶叶一起反复冲泡，到晚上再把红枣吃掉，茶叶倒掉。而红糖每天以 10 克为宜，分次加入。

【解腻：萝卜冲泡也成汤】

※空军总医院营养科主任刘东莉：

　　老话说，冬吃萝卜夏吃姜。我教大家来做一款北京风味的萝卜汤。

把白萝卜或者胡萝卜洗净去皮切丝，晾晒至半潮不干即可。喝时，先用少量温水将淀粉搅匀，然后加开水冲，同时放几根萝卜干一起冲泡即可。喜甜的加糖，喜咸的加盐。还可撒几片干玫瑰花瓣或银杏果（不要两种都加），好看又美味。

冬季大家吃得油腻，萝卜富含硫化物，有降脂顺肠的功效。淀粉还能补充能量，以抵御严寒。玫瑰含花青素，而银杏果则可润肺消痰。

【驱寒：冲杯生姜红糖水】

※ 南京市第一医院营养科营养师徐殿松：

冬天我一般都会推荐红糖姜茶。50 克生姜，洗净、去皮、切片，用 1 升沸水冲泡，然后根据各人的口味适当添加红糖即可。什么姜都可以，南方的比较嫩，口味偏甜，而山东及以北的地方，姜老一点，更辣一些，这正好跟南北方的气候很相适。姜片一天之内可以反复冲泡。

生姜为辛温发散风寒之品，红糖温中补中，这个茶有驱寒、发散的作用。对于冬季驱寒和治疗外感风寒都有很好的效果。还可加些枸杞，有滋阴的作用。

冷天喝好水、茶、汤（三）

　　花样丰富的汤水，不仅喝着舒服，营养也是上乘。各地有各地的特色，让专家们来推荐自己喜欢的"招牌汤"吧。

【平补润燥：双雪百合煲猪肉】

※ 广州市第一人民医院营养科梁倩芳：

　　我们这里不太冷，再加上冬季干燥，补得太狠反倒容易上火。可以吃双雪百合煲猪肉，平补一下就行了。雪梨和百合都有滋阴润肺的功效，银耳中又富含胶原蛋白与膳食纤维，与猪肉一起煲，不仅能补充蛋白，还能润泽皮肤。如果咳嗽，还可加点杏仁。

　　两三人的话，买一斤猪小腿肉，先煮一下除腥。然后就把猪肉与雪梨、银耳、百合放到一起，加水小火慢慢煲两三个小时就可以了。根据口味，还可以加入一两个蜜枣进去。

【温补养胃：山药玉米排骨汤】

※ 江苏省人民医院营养科赵婷：

　　我们这里虽然比广东冷一些，但也还算温暖，所以我也是主张温补即可。山药玉米排骨汤就不错。

做法不难，排骨洗净后稍焯一下，然后放入砂锅中，加冷水与生姜一起，先大火烧开，然后改中火炖 1 个小时。准备 5 毫米宽的山药片和 3 厘米长的彩色糯玉米段，一块放入锅中，继续炖一会儿。起锅前，可以再撒一些枸杞和盐。

砂锅炖汤口感更好，猪肉可补充蛋白又不会上火，玉米、山药有理气、补肾健脾的作用，营养价值很高。

【大补驱寒：白菜萝卜炖羊肉】

※ 山东大学齐鲁医院营养科赵妍：

过去北方一入冬就天寒地冻的，没有新鲜蔬菜吃。现在虽然有反季节蔬菜，营养也是大打折扣。这时候，不该忘记一个老朋友，就是家家户户都会存着过冬的大白菜。

为了驱寒，可以喝一碗大白菜羊肉汤。把羊肉切成片，加入少量姜、葱段，开大火煮沸，除去泡沫，然后再小火慢炖。炖到七八成熟的时候，加入切好的大白菜和白萝卜片（同样是应季菜），煮熟就行了。起锅时再撒些香菜、蒜末和盐就可以了。

有暖气，吃点啥

外边寒风凛冽，屋内温暖如春。人们穿得严实，体内的热气散发不出去，再加上火锅等时令菜式，"内火"就很容易产生了。来试试专家们美味有效的饮食招术吧。

【抗菌消炎凉拌苦菊】

※ 江苏省中医院营养科主管营养师汪燕：

苦菊其实是一道挺流行的健康菜，它含有多种维生素和黄酮类物质，苦味来源于其含有的生物碱，有降火、抗菌、消炎、抗氧化的作用。

做起来也简单方便：买来苦菊后先浸泡20分钟。因为苦菊比较难清洗，叶端会有一些杂质，浸泡可以有效地去除杂质。清洗三四次之后沥干水，就可以直接手撕装盘了，加一点剖开的圣女果，用凉拌酱油、醋、糖调成的汁拌一下，色彩明丽又清淡爽口，还解腻降火。但是，脾胃虚寒或者寒性体质的人注意一次食用不要超过3两，因为苦味食物多寒凉。

【清热通便炝拌莴笋】

※ 北京朝阳医院营养科营养师于俊玲：

莴笋是冬天常吃的，好处很多。它的乳状浆液可以促进胃液、胆汁的分泌，增进食欲，帮助人们消化肉食和其他高蛋白食物，利于清"食火"。它富含膳食纤维，可宽肠通便，利于排毒。吃法多种多样。给大家推荐一道炝拌莴笋。

先将莴笋去皮去叶，洗净切丝，另搭配胡萝卜丝，将花椒粒与适量油一起小火煎炸，有香味逸出时即可将花椒油与适量盐、醋一起倒入调拌。另外，莴笋叶其实营养更丰富，尤其还有止咳的作用。将莴笋叶用淡盐水浸泡 30 分钟后，切段，蘸酱料生吃就行了。

【清心安神西芹百合】

※ 北京世纪坛医院营养科主任郑稼琳：

西芹富含钙、磷、铁，并含丰富的胡萝卜素、维生素、粗纤维和叶绿素。常吃西芹有助于清热祛湿，对预防高血压，增强机体免疫力都有很好的作用，搭配润肺止咳、清热利尿、清心安神的百合，是一款非常好的清热良菜。

做法很简便：先将西芹洗净，切成菱形小块，百合除去瓣尖，洗净后，清水浸泡，锅内放入少量的油，蒜末爆香，再加入西芹百合翻炒数遍。最后放入事先已调好味道的芡粉（加盐和鸡精），美味就出锅了。

冬日巧煮花样粥

当今社会，人们工作紧张，生活压力大，许多人吃饭没有规律，导致脾胃受损。而喝粥是养胃的最好方法。现在看专家谈两种粥的做法。

【健脾胃做顿黄色粥】

※ 解放军 309 医院营养科主任张晔：

现在，得胃病的人实在是太多了，包括很多刚毕业的年轻人。说说我的经验，我是东北人，记得小的时候，吃的蔬菜只有大白菜，主食也只有小米粥、窝窝头等。但直到现在，我的胃还非常好。所以，晚饭喝点粥就不错，我推荐你喝点"黄色粥"。

主要食材有小米、燕麦、花生、土豆。小米和胃温中，非常适合脾胃虚弱者吃。且小米含糖量很高，产热量比大米高许多，所以在许多地方，都有产妇用小米加红糖来养身体的传统。当然，小米粥的口感不好，所以在里边加燕麦，燕麦同样有益肝和胃的效果，经常吃点燕麦对糖尿病患者也有非常好的降糖、减肥的功效。第三样是花生，煮得软烂，同样非常好吃。

如果因为胃部不适而睡眠不好，可再加些土豆块，既可健脾养胃，还可安神。睡眠好了，同样有养胃的作用。当然，如果想口感再好一点，可以搭配芝麻、红枣之类的食物。总体看来，这道黄色粥，性味平和，不管哪个人群都比较适合。

【补肝肾喝点黑色粥】

※ 清华大学第一附属医院营养科主任王玉梅：

到了冬天，可吃点补肾益气的食物。怎么挑选呢？可多买些黑色食物。比如，你可在菜中加点黑木耳，煲肉汤的时候可以加点香菇、海带等。

不过，最有效的方法还是煮粥。你看看，像黑米、黑豆、黑芝麻，还有核桃、栗子、山药、黑花生、红枣这些，它们都是养肾固本的好食材，一碗粥就可以把它们全部吃下去，养生效果极佳。

黑米所含的维生素 B_1、维生素 B_2 是普通米的 $2\sim7$ 倍，蛋白质含量比普通大米高 6.8%，而且它所含的膳食纤维较多，比较适合糖尿病患者和心血管疾病患者。黑豆也是一种高蛋白、低热量的食物，蛋白质含量相当于肉类的 2 倍、鸡蛋的 3 倍、牛肉的 12 倍。黑芝麻就不用说了，脑力劳动者更应补充一点，还可以在粥里加一点核桃仁，也有健脑益智的作用。

　　这样每个星期吃一两顿黑色粥，就能达到养肾固本的作用了。煮黑色粥的时候还要放些大米，最好是糙米，这样既美味，又有健脾养胃作用。

　　黑豆和黑米不容易煮熟，可提前泡好，不过要注意，泡过的水不要倒掉，煮粥时加进去。或者用高压锅，多种食材可同时放入锅中，上气后半个小时即可。

初冬来顿暖胃餐

立冬意味着冬天开始了。打这之后，因为寒潮天气，感冒和胃肠疾病会多起来。营养专家们纷纷行动，将自己的饮食变化奉献给读者，供您参考。

【自助火锅：多菇多藻】

※ 北京朝阳医院营养师宋新：

寒意渐浓时，我最喜欢的就是和家人一块吃自助火锅，食材多样，又暖和又营养。羊肉、牛肉这些温性的食物是不可少的，加上一些香菇、海带之类的菌藻类食材，吃得热热乎乎，开开心心，既温馨又健康。

初冬时节天气变冷，大家的食欲也好起来，摄入的油脂也会自然增多，这个时候就更不要忽略蔬菜的摄入，加上又开始通暖气，热量太高的食物不宜多吃。素菜特别推荐大家多吃菌藻类食物，像蘑菇、香菇、平菇、草菇、金针菇、木耳、海带、紫菜等，对身体健康很有好处，还有降低血脂的作用。

我最喜欢的自助火锅是一道很经典的排骨锅。选排骨几块，适量山药、海带，加一些清水和调料，炖至肉烂即可。这里边，山药能够补益脾肾，海带富含膳食纤维，味道清淡，可润肠通便，美味又好做，全家人都喜欢。

【甘蔗莲藕：炖肉必备】

※ 国家高级营养师徐文飞：

我觉得冬季最好的饮食原则还是温补，做菜建议以炖为主，暖胃又营养，而且跟煎炸食物比起来油脂少，热量更低。此外，还有一个重要的原则是，炖锅的菜要注意温凉搭配。

比如炖羊肉。羊肉切块用油放姜片轻炒一下，然后加清水、白萝卜，将一段青皮甘蔗剥皮切段放入锅中，加适量盐、少量酱油和蚝油调味，炖熟即可。有人可能要问了，炖汤为什么要加甘蔗呢？虽然冬天进食温热性食物是主流，但是也要防止过于温燥，羊肉是温性的，甘蔗是凉性的，吃了就不至于上火。

还有马蹄也是个好搭配。比如我喜欢的香菇鸡。将黑豆、马蹄、莲藕、香菇、鸡肉一起放入锅中，加清水和少量盐，炖两小时即可。黑豆可健脾益胃，莲藕煮熟后，性味由凉转温，对脾胃有益，马蹄性凉，可祛火止渴，鸡肉性温，这样搭配吃，既饱了口福，又对身体大有益处。

【番茄牛腩：多维御寒】

※ 北京电力医院营养科主任崔军：

相比猪肉，牛羊肉在我看来更适合在冬季吃。胆固醇比猪肉低，但蛋白质含量却更高，可提高人的耐寒程度。搭配食物可选三样，一个是绿叶蔬菜，如油菜、茼蒿等，以补充维生素 C。二是豆类、乳制品和动物肝脏，皮肤易干燥裂口的人，可多吃以补充维生素 B_2。最后是根茎类蔬菜，像山药、胡萝卜、白萝卜等，可补充无机盐。

我比较喜欢做的是番茄牛腩，既简便易做又营养丰富：将牛腩放入锅中，倒入凉水，慢慢煮开，牛腩中的血沫儿就可以慢慢渗出来了，可以去除牛腩的腥味。不要直接放入开水中汆，这样会使表面的肉煮熟，妨碍了肉中间的血沫往外排出。

将牛腩捞出放新的热水中，加少许老抽、姜、葱、桂皮、几滴料酒，炖至八九成熟，加入切好的西红柿，再炖十分钟左右，加少许盐、白糖即可。番茄含有番茄红素，有养颜美容的功效，考虑到冬季西红柿会略带酸味，加白糖中和一下，可将口感调至最佳。

冬季热饮

其实，饮料不止是防口渴，比如你肚胀了，喝杯山楂茶就很管用；如果身体寒，喝些桂圆水也能有立竿见影的效果。在这寒意渐浓之时，来看看专家们的热饮法。

【多次少饮：淡茶最宜】

※ 上海交通大学附属第六人民医院营养科医师徐辉：

茶是最常见的一种热饮，很多人喜欢浓茶，但我还是建议喝淡茶，不管是从口感还是从对身体补水方面都比较好。

我喜欢喝花茶，是因为受到父亲的影响。小时候，父亲经常泡花茶喝，我就会凑上去蹭几口，逐渐也就喜欢上了。父亲今年88岁，身体依然倍儿棒，出去溜达、买菜都没问题。

茶中含有儿茶酚胺，能保护和软化血管。但喝茶也是有讲究的，最好多次少饮，尤其是老年人，既可避免增加肾脏负担，还可防止茶里的有效成分流失。但吃饭前后喝茶会影响食欲以及胃肠对食物的消化，建议饭后隔半小时再喝。

【红枣桂圆：温补气血】

※ 广州市第一人民医院营养医师梁倩芳：

冬天我比较喜欢喝红枣桂圆茶，自己在家有时间就会泡上一杯，喝了暖暖的很舒服。红枣桂圆茶能够温补气血，适合体质较弱的人和女性朋友喝。有的人在冬天特别怕冷，建议多喝这种茶，可直接泡着喝，但是如果有时间，在家用锅煮一下再喝会更好，营养成分会释放得更充分，味道也更浓郁。

冬季经常犯咳喘的人，推荐喝雪梨罗汉果饮，准备雪梨1个、罗汉果1/4～1/2个，放入清水中煮开即可。雪梨和罗汉果都有清热润肺的功效，如果有上火症状，可加入干菊花，能清肝火；如果咳嗽且痰多，可以将川贝磨成粉加入锅中，放适量蜂蜜，能起到润肺止咳、化痰平喘的作用。

【柠檬红茶：调喉润肺】

※ 复旦大学附属中山医院营养科主任高键：

冬季是最适合喝红茶的季节，红茶有温补、暖腹的作用，天冷的时候喝一杯热红茶，会感到通体舒畅。另外，冬天吃过多油腻食物，可以喝点红茶来解腻。

　　我自己冬天最喜欢喝柠檬水，有的人可能会有疑问了，柠檬水不是夏天喝的吗？其实冬天喝柠檬水也不错。冬天室内容易干燥，所以我在手边会常备一杯柠檬水，味道清香，而且润喉润肺防干燥的效果也特别好。

　　白开水喝不下去时不妨给自己泡杯柠檬水，但最好用 50～60℃ 的温开水浸泡，可以加入适量蜂蜜进行调味。要让自己主动喝水、喜欢上喝水，更好地为身体补充足够的水分。

寒潮来了，粉末上场

　　"大雪"节气，寒潮来袭，大风降温，天气更冷，吃顿营养早餐很重要。专家推荐，"粉粉食物"值得一试，好做又好用。

【大豆咖啡营养提神】

※ 大连市中心医院营养科主任王兴国：

我选择吃粉类食品的目的很简单，就是为了方便，没时间做早饭，就喜欢把大豆粉跟奶粉混在一起用开水冲着喝，它们都是高蛋白食品。

有时也会在豆粉里加少量不含植脂末的速溶咖啡和椰子粉，既能满足对蛋白质的需求，又能够起到提神的作用。

从超市买到的大豆粉成品大多含添加剂，可以自己买新鲜大豆磨成粉，虽然口感略差，但这样更安全营养。冲泡时可根据个人口味加白糖、奶粉等调味。

【粮蔬搭配辅食佳品】

※ 第四军医大学第一附属医院临床营养科主任赵长海：

比起未经加工的食物，人体对这些粉制品吸收率更高，且对于胃肠功能较弱的人来说负担更小。

　　特别推荐的是，婴儿到了需要加辅食的阶段，可多吃一些黑芝麻粉、红豆粉、薏米粉、核桃粉。我的孩子就是这样，每天换着样吃，既能保证营养全面，又可让孩子对食物保持新鲜感。还可加入蔬菜粉或蔬菜泥，像土豆、胡萝卜、西红柿等，味道很好。不过，进食后应及时漱口，因为这类食物容易在口腔内残留。

【加豆加枣老人主粮】

　　※ 江苏省人民医院营养科赵婷：

　　磨成粉的五谷杂粮，像大米、黑米、玉米、荞麦、燕麦、薏米、豆类等，非常利于消化吸收，对老年人来说，更建议经常食用。可根据各种杂粮的不同功效随性搭配，补养气血可放几个干红枣；补肾益气、生发选黑米、黑芝麻、黑豆等；脾胃功能差的人可选薏仁米，或者加少量山楂一起煮食，而薏仁米又有滋阴润燥的功效。

　　大多数粗杂粮属寒凉性，加入干红枣或几片生姜是明智的选择，对于女性来说，可选择加少量红糖。

冬天要吃三个桃

　　首都医科大学宣武医院原营养科主任，已93岁的索颖曾说自己是个猕猴桃迷，参与研制的保健食品大都以猕猴桃汁为基料，比如心血宝、健脑饮、补锌宝（儿童保健饮品）等，其营养可见一斑。其实，冬天吃些"营养桃"还真不错，来看看专家们的推荐。

【杨桃：不妨腌腌】

※厦门市附属第一医院营养科副主任姚亚红：

　　小时候经常吃杨桃，只记得它很酸，念着名字就牙酸，但现在品种改进，变成了酸甜味，喜欢吃的人就更多了。杨桃整个都能吃，无需去皮去核，属凉性，可清热解毒、生津止渴。

　　我自己觉得杨桃腌后再吃口感更好，用盐或糖腌5～10分钟后食用，酸味变淡，且咽喉非常清爽舒服。每天吃一个最合适。

　　特别要提醒大家注意的是，杨桃内含天然神经毒素，正常人吃了可经过肾脏代谢排出体外，但肾功能不全的人最好别吃。在临床中，我就遇到过这样一个吃杨桃后昏迷的病人，香港和台湾地区也有这样的病例报道，要注意。

【猕猴桃：边吃边嚼】

※ 国家高级营养师宋颖：

我很喜欢吃猕猴桃，它味道好，营养丰富，有"维生素C之王"的美誉，虽然比不过大枣，但却比常吃的梨、苹果、桃、橙子、山楂都要丰富。猕猴桃的维生素E含量也很高，但主要存在于猕猴桃籽里，因此吃猕猴桃要将籽细细嚼碎，才有利于吸收。此外，猕猴桃富含膳食纤维，可通便排毒，所以有减肥瘦身的作用。

除了直接吃还可做沙拉，将猕猴桃与柿子椒、小西红柿、苹果等其他水果切块放在一起，加入适量酸奶即可，清爽可口又营养丰富。不过提醒一下，猕猴桃是一种寒性水果，脾胃虚寒者、月经不调者建议少吃。

【山核桃：营养零食】

※ 浙江省丽水市人民医院营养科主任叶世伟：

山核桃很有营养，可以当零食来吃。它富含α—亚麻酸，在人体中能转化成为DHA，对大脑有好处，特别是孩子建议常吃。

我早上就经常做山核桃粥，推荐给大家：大米、燕麦、薏仁掺一起，剥三五个山核桃，掰成小块儿，一起煮熟即可。还可以根据个人口味加少量银耳、几个干红枣，既营养又美味。

吃山核桃要适量，但它的脂肪主要以不饱和脂肪酸为主，对血脂影响不大，反而还有降低胆固醇的作用。不过体质偏火旺的人建议少吃。

重温腊八节

　　早有专家提过，腊八这天应该定成中国营养日。不仅有全民都吃的腊八粥，还有那碧绿嘎嘣脆的腊八蒜。不管是否承认，腊八的确是个特别的日子，来看看专家都是怎么过的。

【腊八粥里加点肉】

※ 哈尔滨医科大学第一附属医院营养科阎雅更：

不管怎么评价，腊八粥都是最棒的应季食物，米类加豆类，精米加粗粮，特别适合干燥的北方天气，可以暖胃健脾。

给大家推荐一款我比较喜欢的改良版的腊八粥：在腊八粥里加羊肉，更适合在冬天吃。将羊肉切丁或切薄片，与淘洗干净的腊八粥材料一起放清水中，加少量葱姜，将粥熬烂即可。

羊肉性温，能御寒保暖，五谷则能中和一下羊肉的温燥。葱姜调味，也可去除羊肉的膻味。这款粥尤其适合老年人和身体虚弱的人食用，把粥熬得又烂又稠，味道更鲜美，食疗食养的效果也会更好。

【腊八汤圆很营养】

※ 健康科普专家顾中一：

腊八节，光喝粥多单调啊，最近，我从朋友那里刚学到了一款腊八汤圆，用富含膳食纤维的粗粮粉当原料，不管是口味还是营养，都值得跟大家分享。

最想推荐的是红薯汤圆，将红薯放蒸锅中蒸熟捣成泥状，冷却后加糯米粉。中间放少量白糖，然后像包饺子一样包起来，放到阴凉处晾干，汤圆就做好了，当然，红薯也可以用芋头来代替。

之所以把它叫腊八汤圆，因为还可以在这个汤圆里加上黑芝麻粉、红豆粉、花生碎、杏仁粉、核桃粉等"腊八食物"，或者是其他坚果磨成的粉，吃起来是香香滑滑，营养丰富。

【腊八豆腐含钙高】

※ 国家高级营养师宋颖：

在安徽，有款腊八豆腐颇受欢迎，一般是在腊八前后将新鲜豆腐切片，表面涂盐水，然后晒成金黄色的豆腐干即可食用。腊八豆腐吃起来香脆可口，水分蒸发后，营养成分特别是含钙量也比鲜豆腐高出不少。

还有种升级版的腊八豆腐，味道更好。锅里倒清水，放几个干辣椒、八角、花椒，将水煮沸，然后将调味料拣出。将豆腐绞碎后放水中烫熟，捞出后用干净的纱布包裹起来并拧干，同样放在阳光下晒干即可。当然，你也可用模具将碎豆腐塑形，晒干食用。

　　这样的豆腐食品比起鲜豆腐存储更方便、存放时间更长，而且口味老少皆宜。

过过发酵生活

　　吃普通的面饼会胀肚子，但倘若事先在面里加点酵母就没这个问题。大鱼大肉吃得太多时，喝点酸奶或者喝碗米酒，胃就会舒服很多。这就是发酵的魅力。年底肯定要吃多，不如来点好消化的，专家们一致推荐，年货备点发酵食品。

【牛奶变身豆腐块儿】

※ 国家二级营养师陆雅坤：

　　我的家乡在内蒙古正蓝旗，平时喝的都是鲜奶，为了保存得更久，常将奶做成一块块奶豆腐来吃，值得推荐。

　　牛奶（尽量买那种玻璃瓶装的鲜奶）可放常温下发酵1～2天，这时，奶的上层开始析出澄清液体，并散发出自然、醇香的酸味。这个时候最佳。此时均匀加热，同时不断搅拌，牛奶（其实已经是酸奶了）中絮状的白色奶块逐渐浓缩，直至水分基本蒸干，这时就像一块块豆腐，并有酸甜的气味散出，即可关火出锅。

　　奶豆腐奶香醇厚，且将牛奶所含的营养成分浓缩，家人一定会喜欢。

【米酒做成果味儿的】

※ 广西医科大学公共卫生学院营养与食品卫生学教研室教授鲁力：

米酒，平时可以去超市买一点，但到了年底，一定要自己做一做。

蒸上一锅糯米饭，温水（不能是生水，煮沸后放凉）里放点酒曲，搅拌均匀后，在糯米饭中间挖一个小坑倒进去。就这样，两天后尝一尝，甜甜的，米酒就做好了。

我喜欢喝的时候加点果汁，冬天可加荸荠汁或橘子汁，热乎乎的。还可试试醪糟鸡蛋汤，加几个红枣，早上喝一碗，对脾胃虚弱导致的胃部不适有很好的补益作用。

其实，米酒也是有度数的，因此也就有了促进血液循环的作用，还有提神和解乏的功效。

【腐乳健脾还很开胃】

※ 国家二级营养师常明：

提起腐乳，大家觉得不健康。其实，这款发酵豆制品有活血化瘀、健脾消食的作用，注意适量就行了。

可尝试做一下简易腐乳，新鲜生豆腐切片后放锅中蒸十分钟。放凉后，切块放入一个带盖的容器中，密封好放在靠近暖气的地方。3～5天，你会发现豆腐块表面长满了白毛，就说明发酵成功了。

花椒、八角、干姜等煮十几分钟，加盐制成调味汁，豆腐放里边，几天或一周后入味就行了。

发酵豆制品不但没损失豆制品的营养成分，还有独特的优点——富含维生素 B_{12}，它有预防恶性贫血的作用。

过个舒坦年

　　如果我不吃那么多瓜子，也就不会上火了；如果我不吃那么多油炸食品，也就不会胃疼好几天了……每次过完年，不少人都会如此抱怨。其实，长假本是为了休息，倘若伤身很不值。三位专家给出应对过年的诚意提醒。

【防上火：零食换成小水果】

※ 国家二级营养师谷传玲：

　　休闲时间一多，瓜子、花生、开心果等各类坚果难免吃多。这些零食油脂含量和含盐量大都较高，易带来喉咙不适、大便干燥等上火症状。我的经验是，不妨把坚果换成小西红柿、小冬枣这样的食物，既能打发时光，又能补充维生素。

　　如果已经上火，效果好的还是银耳莲子羹。银耳泡透、加几颗剥了皮的莲子，几粒冰糖，熬烂就行。早晚喝一碗，美味又降火。

　　放假了，时间也多，还可精心熬锅杂粮粥，莲子、薏仁、绿豆适量放在一块熬，它们都有清火润燥的功效，家人肯定爱喝。

【防胃病：避免不节和不洁】

※ 北京医院营养科主任王璐：

亲朋好友聚一起，吃的东西杂，难免有腹胀不适。在我看来，主要还是饮食不节与不洁。

饮食没有节制，摄入量过大，就会造成肠胃消化不良，还可能影响睡眠；而饮食不洁净可能会导致急性胃肠炎、胰腺炎，会有腹痛腹泻的情况。建议将易消化的谷类当主食，辅以丰富的蔬菜、鱼类、蛋类、瘦肉、大豆等，烹调方法多采用蒸煮，少煎炸。

一个好的方法是，家里可以备一些新鲜山楂，一旦腹胀，就可以吃两个消消食，或者泡水喝也行。

【防痛风：不喝白酒喝黄酒】

※ 大连医科大学附属第二医院营养科主任医师周芸：

每逢春节，总有一些人，尤其是中老年男性，会因为关节疼痛来医院，一检查就是痛风。再一问，大多跟过量饮酒有关。

其实，大家不妨选择一些酒精含量较少的酒类，如低度红酒，或者是黄酒，甚至是米酒。这些酒，特别是红酒，适量饮用对人体健康是有好处的，可防止动脉硬化，保护血管，女士饮用还能够美容养颜，口感好，而且还含有很多矿物质。

　　归根结底，不论饮用哪种酒，适量为宜。小饮怡情，过饮可就伤身了。

冬天里，吃三冬

冬季饮食大都偏于高脂、高热，在缺水干燥的环境下，身体很容易产生不适感。这个时候，可多补充一些"带冬的"食物——冬瓜、冬甘蔗、冬枣、冬笋，甚至还有乌冬面，哪个好？来听听专家的意见。

【冬枣：排油解腻的能手】

※ 国家高级营养师赵英敏：

每到冬天的时候，我特别喜欢吃冬枣，连卖水果的大姐都奇怪地问我怎么总买。我故作神秘地告诉她：确实有偏方，它是让我保持身材又美容护肤的秘密武器。

之所以特别喜欢吃冬枣，一个是因为它好吃，口感松脆香甜，各种营养也非常丰富全面，尤其是维生素方面，是苹果的 70 倍，柑橘的 16 倍。此外，冬枣富含环磷酸腺苷等物质，可调节免疫系统。当然还有一点我特别喜欢的，就是可以排油解腻，每天吃些冬枣对排除体内油脂和垃圾是非常有效果的，尤其是对一些经常便秘的人群。

不过冬枣虽好，但有些胃肠功能较弱的人吃了会不舒服，我教大家一个方法，也更适合冬季吃。取一些冬枣放在小碗或者是盘子里上锅蒸 15 分钟左右，此时的枣又软又绵，也会更香甜，非常适合老人孩子及胃肠功能比较弱的人群。蒸熟后也可以去掉皮和核加一些面粉做成枣糕，或者是做成枣泥的馅，都是非常好的选择。

【乌冬面：完美的冬季主食】

※ 国际东方营养药膳学会理事郑育龙：

大家都知道，乌冬面是日本人最常吃的，但其实这种食物起源于中国。它口感筋道有韧劲，在严寒的冬季，如果吃上一碗热腾腾的乌冬面，就能健脾和胃，补中益气。不过我要说的是，吃好乌冬面，关键在于好搭配。搭配好了，便是接近完美的食材。

我比较喜欢吃炒的乌冬面，因为炒的过程可以放入很多的食材。比如蛤蜊、虾仁、墨鱼、牛柳、鸡丝、里脊丝等鱼禽肉海鲜类食材，还有蔬菜类如油菜段、彩椒条、嫩芦笋、胡萝卜丝，甚至搭配煎鸡蛋切丝、木耳丝、蘑菇条等。

以上的种种食材都可以在炒乌冬面搭配中轻松完成。不仅在一道菜中实现食物多样化，做到荤素搭配、主副搭配、色彩搭配，而且作为主食方便易做，营养价值非常丰富，如此搭配可谓是全营养食物。

【冬笋：优质的低脂佳肴】

※ 国家一级公共营养师王雷军：

冬笋，我喜欢那鲜美脆爽的嚼头，每每是频频出筷，大快朵颐。

冬笋在菜肴里可以是主角也能是配角。制作时或是清淡雅致，或是浓香酸辣。我最愿意推荐的还是"金华冬笋老鸭煲"，这是家乡的味道。

做法是鸭肉切块，洗净，氽水快速捞起去血腥；冬笋去笋衣、切老根，洗净，切厚片或滚刀，并用水煮开十分钟然后冷水泡一小时，去涩味；金华火腿瘦肉切厚长条；豆腐皮洗净备用；红枣洗净去核，老姜拍裂。砂锅放清水，下所有食材，武火烧开文火慢炖 3 小时，停火加盐即可。

冬季御寒，我们的食物选择高热和油腻的多。这道"金华冬笋老鸭煲"，不仅有丰富的膳食纤维和大量的维生素矿物质，对肥胖症、心脑血管疾病、糖尿病和动脉硬化等都有食疗作用，在传统医学上还有滋阴补血、和中润肠的效用。

食疗篇

感冒了吃点什么

春天感冒高发，看上去身体很强壮的人也很容易感冒。有没有一些食疗方，让感冒好得快？看看专家们的推荐。

【稀粥面条易消化】

※ 北京军区总医院八一儿童医院内科副主任医师胡波：

孩子老是感冒，家长心里也着急，除了来医院打针吃药外，总要问："孩子感冒了该吃些什么呀？"其实，我从来都主张孩子不能太娇惯，一个普通感冒没必要大惊小怪的，也不需要什么大补。不过，感冒期间毕竟身体弱一些，饮食上大致注意三点就行：易消化、不要有刺激、多补维生素 C。

综合以上这几点，我推荐感冒期间的主食应该以稀粥和面条为主，这两者都是容易消化的，不会给肠胃造成负担。每顿交替着吃，兼顾口味变化。辛辣、油腻的食物会对消化道有刺激，应当避免。此外，为了从饮食中补充一些维生素 C，以增强抵抗力，可以吃些青菜，但要以快炒为主，不要煮到粥里，那样维生素 C 就全被破坏光了。

【自榨橙汁维生素 C 含量高】

※ 上海复旦大学附属中山医院营养科主任高键：

春季气候多变化，各种致病菌也容易传播，感冒的人也就多了起来。感冒后该喝点什么呢？

我首先推荐的是大量喝水，而且以白开水为主就行。当然，适当喝一些果汁补充维生素 C，也对感冒的恢复有一些好处。当然，我这里说的果汁是鲜榨果汁，不是超市里的瓶装饮料（果汁浓度低、含糖量高）。

水果中，橙子的维生素 C 含量较高，且比较容易榨汁，自己动手现榨现喝，最为健康。榨汁时籽要去掉，果肉与果汁一起喝下去，既可以增加膳食纤维，帮助消化，又可以减缓吸收，避免血糖提升过快。除了橙子，猕猴桃也是我所推荐的，可以加些到果汁里调味。

【桑叶白茅好降燥】

※ 南京市中西医结合医院中医科主任王东旭：

这段时间的感冒一般为流感病毒所致。而流感常伴有高热症状，从中医上来说归属于风热感冒，是伤了阴津，因此需滋阴降燥。

针对这一类感冒，我一般推荐用 15 克桑叶和 18 克白茅根煮水来代茶饮，不仅可以对抗热病伤津，还可以去除余热，大家不妨去中药铺买一些回家试试。

　　桑叶有清肺热、明目、生津之效，而白茅根又可以清热、滋阴、利尿。二者搭配使用，相得益彰，对于像流感这样的燥性感冒，非常有效，可适当加些冰糖，味道也不难喝。

　　另外，这道茶饮还不局限于风热感冒，对于春天的燥热、鼻子出血等上火症状也可适用。

春季饮食降火方

　　春天到了，喉咙发炎、嘴巴生疮、口腔溃疡，周围的人们在抱怨着由此而带来的不便，用中医的话来说，就是上火了。气温越来越高，身体里的火气也跟着升了起来，如何通过饮食把火降下去，来看看专家们的推荐。

【我选香椿拌豆腐】

※ 北京军区总医院营养科主任孔筠：

　　早春三月，正是香椿上市之时，以谷雨前最为鲜嫩。这时如果你上火，香椿就是个食疗方，建议大家莫错良机。

　　香椿历来被认为是一种"良药"，性寒、无毒，具有补阳滋阴、清热利湿、利尿解毒、健脾开胃等功效，怎么吃呢？可当蔬菜食用，亦可当茶饮。推荐一款清淡爽口、香气宜人的应季佳肴——香椿拌豆腐。

　　香椿闻起来特别香，因为含有芳香族有机物、黄酮类等，含钙量也在蔬菜中名列前茅。豆腐属于优质蛋白质，易于消化吸收，两者搭配非常好。

　　烹调方法跟小葱拌豆腐差不多。把豆腐和香椿分别用开水焯一下，淋上自己喜欢的调料或酱料，当作一日三餐的小配菜，味道特别好。适合中老年人及"三高"人群食用，对更年期、肥胖者也有裨益。

【醋烹豆芽就管用】

※ 天津中医药大学第一附属医院营养科主任李艳玲：

北方冬季寒冷，在过冬时大家体内都多多少少蓄存了一些热量，但开春之后，气温转暖，这些内热却还没有完全消除，留下来的余热散发出来，就可能引起喉咙干痛、口舌生疮等上火问题。这段时间，的确有不少人来营养科询问如何通过饮食来降火，我在这里给大家推荐一个醋烹豆芽。

豆芽要选绿豆芽，在开水里边先焯一下，捞起来晾干后，在炒锅里放点油、葱段、盐和味精，同时倒入一些醋，一起翻炒几下就可以了。绿豆本身就有清热降火的功效，并且在发芽后，不仅含水量丰富，维生素 C 的含量还大大提高，在清热解毒、利尿除湿方面，效果非常不错。

【煲猪肉加夏枯草】

※ 江苏省中医院膳食科主任刘泽萱：

说起清热祛火，我首先就想到了夏枯草。这种草多长在荒地里，春天发芽生长，夏至后即枯萎，味苦辛性寒凉，可以清肝火。晒干后就成了药材，中药店里就能买到，一般南方人用得比较多，用水煎服，对于清肝火、散郁结，有很不错的效果。现在市场上卖的许多凉茶里也都有它的身影。

这里给大家推荐一款以夏枯草为主料的传统药膳——夏枯草煲猪肉。以一个人的量为例，选夏枯草20克装纱布袋中，扎上口，再加瘦肉50克，切成片，一起放入锅内，文火炖至肉烂，然后加点盐和味精起锅即成。

因为猪瘦肉也有滋阴润燥的功效，与夏枯草合用，可以清肝火，适用于眩晕、面红、头目胀痛等症状。

春天咳嗽试试饮食疗法

春天嗓子发干，许多人经常咳嗽，怎么办？如果不严重，不妨试试饮食疗法。

【拌白色食物】

※ 北京军区总医院高级营养师苟晓霖：

春季止咳我推荐多吃白色食物。莲藕、鸭梨、山药、白萝卜、大白菜（梗）等等都可以。为突出营养，食物多样，可以采取大拌菜、水果沙拉的形式，如将鸭梨、苹果、香蕉、菠萝、草莓、提子等水果切成小块，上面撒些榛仁、花生等坚果碎做成五彩水果沙拉，或者拌苦菊白菜花生米、糖醋白萝卜丝、糖醋藕等菜肴，既美味营养又能润肺止咳。

中医认为，白色入肺经，食用白色的食物可以滋阴润燥、清热化痰、生津止咳。另外，从春季的饮食倾向来说，中医提倡省酸增甘，这样可以顺应季节，调养脾胃；从西医上看，春季又是胃溃疡的高发季节，食入过多的酸性食物，会诱发胃溃疡。因此，食用白色食物是不错的选择。

【金钱橘煲鸭】

※华中科技大学同济医学院附属协和医院营养科蔡红琳：

春季咳嗽比较常见，有一些是因为吸入了花粉等物质过敏引起的，这就需要找医生治疗，另当别论了。我们这里只谈因上火而引发的咳嗽。

从中医上讲，春季阳气升发，而此时如果肝不能有效地疏导体内瘀积的火气，就容易发生上火的症状。因此，滋阴护肝对于春季止咳很重要，我推荐大家可以吃一些新鲜金钱橘，或者用干的金钱橘煲鸭汤。

金钱橘有润肺止咳的功效，注意一定要带皮吃；鸭肉也性寒，味甘，能滋阴清热，二者炖在一起，有利于止咳，口味上也不错。

另外，对于春季护肝，除了饮食上，起居生活上也需要注意。作息时间要规律，不要黑白颠倒；还有就是要保持一个好心情。

【百合炖花生】

※厦门大学附属第一医院营养科主任姚亚红：

对于来营养科门诊咨询止咳方法的人，我们经常会建议他们回去自己做一个百合炖花生来喝。

做法很简单：百合泡开了，和带红衣的花生一块加水煮，等到快要熟的时候，再酌量放入几块冰糖。另外，如果想变换一下口感的话，白木耳、鸭梨或莲子也可以作为食材来加入汤中，或者替换其中的一种。

花生是一种我们常吃的食物，它有很不错的止咳功效。平时经常咳嗽的人，可以通过久吃花生米达到止咳化痰的目的。从中医上来说，花生性甘平，入脾肺，因此能润肺止咳。

另外，百合、白木耳、鸭梨、莲子这些食材都有类似的属性，因此它们在一起可以相得益彰，或者可相互替换。

三招缓解嗓子疼

初春时节，阳气上升再加上干燥多风的天气，人很容易上火。一上火，最明显的受伤部位就是嗓子了，发干发痒，甚至还很疼痛。来看看专家们推荐的清嗓方。

【防：一周吃两块鸭肝】

※甘霖营养学院院长冯竞楠：

很多人都有嗓子疼的经历，我也有。说是吸烟、用嗓过度的缘故，其实跟我们日常的饮食习惯有着很大的关系。维生素 A、维生素 B、维生素 C 摄入不足，营养素缺乏，导致患上慢性咽炎，动不动嗓子就痒、就疼，根本还是要改变饮食习惯，注意平时用嗓习惯。

现在，人人都在讲究健康饮食，有些人吃东西精挑细选的，结果反而是把健康饮食给弄丢了。对于有慢性咽炎、容易嗓子疼的人，我建议一周吃两次动物肝脏，一次半两至一两就可以了，比如每周吃 1~2 块鸭肝就差不多了，然后还要补充绿色蔬菜和水果，这样就能够补充充足的维生素 A、维生素 B、维生素 C 了。

有些人，特别是年轻人，觉得吃动物肝脏恶心，不喜欢吃。其实，动物肝脏里的维生素 A 的含量很高，能够有效补充营养素。我们经常说，要每天吃一斤蔬菜、水果，而这一斤里头，深色的蔬菜和水果要在 1/3 以上才行。有的人喜欢吃菜，却不知道要多吃的是深绿色的蔬菜和水果。如果有的人胆固醇高，不能吃动物肝脏，那么就多吃点深色的蔬菜和水果吧，比如胡萝卜、西兰花等。

【治：白萝卜根榨汁】

※ 吉林省健康学会常务理事郝孟忠：

我母亲 73 岁了，有一次咳嗽得厉害，我就给老母亲榨了一小碗白萝卜根汁，因为很辣，我让她咳嗽的时候抿上一小口，结果第二天咳嗽就没那么厉害了。

以前我也试过用白萝卜的肉来榨汁，结果发现效果就不如白萝卜根那么好。可萝卜根榨出来的汁实在是辣口，老年人或者体质太弱的人，如果实在是喝不下去，可以建议把萝卜的根拿来煮水喝，但里面什么也别加，连盐都是不能加的。

中医认为萝卜味辛甘，性凉，入肺胃经。有"萝卜响，咯嘣脆，吃了能活百来岁"之说，以前也听人提过，如果有鼻出血，可以生捣白萝卜汁滴鼻；如果有感冒的话，也可以煮白萝卜吃；过节聚餐吃得太油腻了，可以炖点萝卜汤，消食还养胃。

如果经常上火，嗓子动不动就会发痒难受，建议平时在家里头也可以买点柚子、柿子等清肺热效果不错的水果，时不时吃上一点，既当零食补充维生素，还对嗓子有好处。

【疗：菊花梨块冰糖饮】

※ 清华大学第一附属医院营养科主任王玉梅：

北京的空气较为干燥，很容易嗓子发干、发痒，同事们也都喜欢用菊花泡水喝，有的人用菊花加冰糖、甘草泡水当茶饮，而我喜欢用菊花加几片切成小块的梨，再加点冰糖用开水冲泡着喝。

菊花作茶饮可以清热解毒，而梨水可以去肝火，增加菊花的清热解毒功效，现在空气污染比较严重，多吃梨可改善呼吸系统和肺功能，保护肺部免受空气中灰尘和烟尘的影响。

多喝白开水对嗓子有好处，由于我的体质偏干，容易上火，没事捧着个菊花杯子不仅对我的嗓子有好处，对我的身体也有好处。

一般等菊花泡得都没什么味道了就可以换掉了，一天泡一次就足够了，再好的东西也不能贪多。每逢过节时，伙食都比较油腻，可以在茶杯里适当地加点干山楂，这样还可以帮助消食。

最管用的水疗法

感冒了、咳嗽了，甚至是结石了，大家最常听到的一句话就是，多喝水，一定要多喝水，把毒素或者是石头快点排出去。说实话，盲目灌水显然不是明智的方法，专家为您推荐合适的"水疗法"。

【柠檬水防感冒】

※ 北京电力医院营养科主任崔军：

现在这天气，感冒的人明显多了起来，怎么样预防？我特别推荐柠檬水，在感冒初发时也能起到一定的治疗作用。

最主要的依据就是柠檬的维生素 C 和柠檬酸的含量非常高，而这两种营养素都可以增强身体的免疫能力。很多人会问，为什么不用蜂蜜水或者是姜糖水。其实，在临床中，喝蜂蜜水是缓解便秘很有效的方法，而姜糖水只对风寒感冒有一定效果，考虑到全面性，柠檬水算是相对合适的选择。

我一般都是把柠檬洗干净，切成片，用温水泡着即可。

柠檬表皮有蜡不容易清洗，可以先在温水里浸泡十分钟，再用盐搓或者牙膏刷。

需要提醒的是，结石和胃溃疡患者最好慎饮柠檬水。柠檬中的柠檬酸容易与身体内的钙离子结合成钙结晶形成结石，而胃溃疡患者本身胃酸就过多，柠檬酸容易使其病情加重。

【橘皮水治咳嗽】

※ 解放军总医院第一附属医院营养科吕春健：

实际上，很多咳嗽药里面有陈皮，在中医看来，陈皮能够理气、化痰、健脾，所以，平时咳嗽不严重的话可以将陈皮水当做保健饮，养成习惯。

一般来说，有些年份的陈皮泡水来喝更好，中药店卖的就是，但对于治疗一般咳嗽来说，现做现用效果就不错。冬天北方地区都有暖气，将橘子洗干净，剥皮放暖气片上烘干就行了。南方地区可以将橘皮放在向阳处晾晒，自然风干就可以。晾的时候白瓤的那部分朝外。

泡的时候用稍微热一点的水（但不要用开水），不然很难泡开。不过提醒大家注意的是，为了防止农药残留，一定要将橘皮清洗干净。可以将橘皮放在1：100的碱水中浸泡十分钟后进行冲洗，重复三次效果更好。

【金钱草利排石】

※ 厦门大学第一医院中医科副主任黄献钟：

我周围有不少人得结石，对于泌尿结石，我推荐他们用金钱草泡水喝，这在南方是一个很普遍的方子。金钱草在药店就可以买得到，我们那边一些地区漫山遍野都是。贴着地长，看上去弱不禁风，但"威力"可大了。

金钱草有很好的排石通淋作用，可以煮也可以泡着喝。如果煮的话，一次煮上三五分钟，水开了就可以了。有图方便的，也可以泡着喝。但是泡着喝，金钱草里面的有效成分溶解得相对少一些。金钱草是清热的，所以肠胃不好的人不宜空腹喝。推荐饭后 30 分钟再喝。

其实除了金钱草，水煮玉米芯对胆结石和肾结石也有排出作用，在南方多用湿的玉米芯，即把剥完玉米粒的棒子扔锅里煮水就行。玉米本身就很好吃，玉米芯煮水喝起来味道也很不错。

我给林丹开食方

　　著名羽毛球运动员林丹因贪凉喝冰水而比赛失利，这的确是一件令人惋惜的事情，不过每逢夏天，像他这样患上胃肠疾病的人还真不少。营养专家们纷纷建言献策，为林丹开出食疗方。

【红糖姜酒饮】

※ 国家二级营养师张阳春：

　　其实很多人在夏天都会像林丹一样喜欢吃冷食冷饮，甚至是冰过的食物。要知道，夏天时人的体温较高，毛细血管扩张，特别是运动过后，血液循环加快，过冷食物会对胃肠有一个骤然的刺激，可能会引起痉挛，导致腹泻。

　　这里我推荐一个饮食方——红糖姜酒茶。对于肠胃骤然受凉，可以用这种"寒者热之"的原则，吃一些温性的食物起到良好的缓解作用。这款茶中，生姜能解表散寒，温胃止呕；而红糖也是性温的，具有健脾暖胃、缓中止痛的作用，如果可以配点黄酒效果更好。

　　另外，当发生了因贪凉造成的肠胃不适，也可用暖水袋热敷腹部起到辅助作用。但无论如何，夏季吃冷饮一定要有节制，要慢慢降暑热才不致破坏身体的内平衡。

【扁豆拌山药】

※ 解放军总医院第一附属医院中医科主任钱丽旗：

不光是没吃好，就是冲凉、吹空调，都可能引发腹泻、食欲缺乏等症状。首先，应该杜绝吃不健康的食物。其次，夏季脾胃虚寒，容易出现腹泻的人，可以在每天早上泡生姜水喝。切两三片新鲜生姜，倒入热水，泡出的生姜汁，当茶饮就可以了，制作起来非常简便。

另外，夏季餐桌上少不了的就是凉拌菜。而凉拌扁豆山药是我要推荐给大家的。做法是先将山药洗净后切丝或者片，再将其和扁豆一起放入煮沸的水中，焯两分钟左右捞出后，放凉水中浸凉。最后滴入几滴香油，放少许盐、姜末、蒜末，再拌均即可。扁豆归脾、胃经，有健脾、益气、化湿、消暑的功效。而山药呢，补脾养胃，对于脾虚食少、呕吐腹泻的人，有很好的缓解作用。

【喝点醋盐水】

※ 南京市中西医结合医院中医科主任王东旭：

有一个很简单的方子，醋盐水对一些贪凉引起的肠胃不适就有较为良好的缓解作用。喝一点醋，可以提高胃酸的浓度，利于胃肠的消化吸收。而且夏天时流汗增多，加点盐可以保持身体的电解质平衡。所以，总体来说，醋盐水对于我们夏季贪凉造成的阴暑症状有很好的预防和缓解作用。

直接将醋稀释一下就可以，根据个人口感选择即可。其实，醋的口感虽然是酸味的，但它却是一种碱性食品，有缓解疲劳、困倦的作用，适当饮醋还能保护血管、降血压。

要注意的是对于胃酸过多或者胃溃疡的人不宜多喝醋盐水。另外，夏季我们可以用佩兰、香薷等温性芳香性质的草药泡水喝，同样能预防贪凉造成的阴暑。

腹胀怎么办

【喝点白粥】

※ 大连市中心医院营养科主任王兴国：

有时候可能吃了容易产气或者不易消化的食物，比如豆子之类的，肠胃里就会有过多的气体，特别是对于肠胃不好的人来说，很容易就会感觉腹胀了。其实，最简单的就是，下一顿饭熬些白粥喝，不要加豆类等容易产气的食物，关键是要熬出绵软黏稠的口感，而且火候很重要，先用大火煮开，再改小火慢慢熬约半个小时，直到几乎看不到米粒即可。如果嫌口味太淡的话，可以在粥里加些面包屑或者肉丁，会更好喝一些。

【吃凉拌芹菜】

※ 湖南中南大学湘雅医院营养科教授李惠明：

如果是大便不畅的话，腹胀就是必然的了。这时候就要吃些能增加肠胃蠕动，促进排便的食物。像芹菜、韭菜、菠菜等这些富含纤维素的食物，都能促进排便。

给大家推荐一个简单易做的凉拌芹菜：把芹菜洗净切段，用热水焯一下（水开后再放入，否则会煮老），六七分熟，稍软即可，捞出后马上过一下冷水（否则会变黄），再把水沥干。装入盘内，根据口味适量加些蒜汁、生抽、香油、醋和盐。芹菜叶营养很丰富，摘掉太老的叶子（会有苦味），新鲜叶子也最好一起做来吃。这个菜做起来很简单，效果也不错。

【喝冰糖蒜汤】

※ 北京解放军 309 医院营养科主任张晔：

夏季，有些人肚子胀，很可能是因为受凉引起的。尤其是小孩子，晚上睡觉很容易着凉，着凉后就会感到腹胀。这时，吃些熟的大蒜很有用。

大蒜性味辛、温，有杀虫、解毒、行滞、健胃的功效，熟大蒜也有这些功效，关键是怎样做得更美味。把大蒜做熟的办法有煮、烤和炒菜用，我的独门妙招是做成冰糖蒜汤，味道更美。将大蒜去皮、洗净、捣碎，将捣好的蒜泥加适量的冷开水浸泡数小时，再往泡大蒜的浸液内加入碎冰糖，上笼屉蒸 20 分钟后即可，没了生大蒜的辛辣刺激，真的是非常可口。

换季腹泻怎么吃

每逢换季，腹泻的病人不少，这与季节忽冷忽热有关。怎么通过饮食来对抗腹泻，请看专家们的推荐。

【喝豆粥调理肠胃】

※ 北京电力医院营养科主任崔军：

这段时间医院里拉肚子的人特别多，据我观察，很多人是因为换季时饮食配合不好的缘故，这样很容易导致肠胃不适。

冬天时，大家吃的蛋白和脂肪高一些，而当逐渐进入春季以后，应该减少一点高热量食物的摄入了。但不少人还是不太重视，不由自主地还是按冬天的方式来吃，结果脾胃就调理不过来了。

当出现拉肚子等肠胃不适情况，如果确定没有器质性的病变，可以吃一些容易消化的食物，我推荐的豆粥就是一种不错的选择。

以大米为主料，再适当加些红小豆、芸豆、玉米粒、大麦等杂粮，既可调节胃肠不适，口感和外观也不错，这样养上几天，差不多就能康复了。

【喝酸奶补益生菌】

※ 复旦大学附属上海华东医院营养科主任孙建琴：

腹泻当然要先查清原因，才能对症治疗。一般来说，腹泻之后，肠道的内环境发生了改变，重建肠道菌群对于恢复肠道功能非常重要。因此选择性地吃一些发酵性的食品，补充益生菌，控制腐败菌数量，这样可以有效地重建健康的肠道菌群，改善肠道的微生态。

酸奶就是一种很好的益生菌来源。酸奶的发酵需要乳酸菌的参与，这就是一种很好的益生菌。另外，大家可注意选择含有双歧杆菌的酸奶，对于防止肠道感染，提高吸收功能都有作用。需注意，酸奶最好直接饮用，不要让它长时间暴露在空气中（比如拌沙拉应现拌现吃），不然又可能增加新的有害细菌。

【苋菜蒜头肉片汤】

※ 广州市第一人民医院营养科营养师梁倩芳：

春末夏初，华南地区的气温已经不低了，细菌也开始滋生，不少腹泻是因为细菌感染引起的消化道炎症所致。因此在饮食上一方面要注意卫生，还可以多吃一点有杀菌功能的食物，比如大蒜。

　　苋菜蒜头肉片汤是广东地区比较有特色的止腹泻的菜。就跟平常煮肉片汤一样，不过是用苋菜来当辅料，再加几颗蒜头。大蒜不用多说，苋菜也有杀菌的作用，而且还有助于胃肠道的收敛，可以对抗因肠炎引发的腹泻。其实，这道汤对于别的消化道炎症也有不错的疗效。

　　当然，如果正处于腹泻中，主食最好还是以喝粥为主，再少吃一点不易消化的食物。

三个食疗方管住腹泻

又拉肚子了，浑身无力，这是夏季很多人的抱怨。由于天气热、湿度大，适宜细菌生长，而且大家还偏爱吃生冷食物，腹泻在所难免。别着急，来看看专家们的建议。

【防腹泻：蒜瓣洋葱大把加】

※ 空军总医院营养科主任刘东莉：

夏季腹泻主要由食物不洁或不新鲜所致，凉拌菜是重灾区。我建议蒜瓣、洋葱和醋，一定不要吝啬，多加一些。

平时调味，蒜顶多加一瓣，但夏天做凉拌菜，最好放七八瓣，洋葱最好半个，切碎，醋也要多加一些。它们都有辅助杀菌的作用，这样三管齐下，一般不会有腹泻的情况发生。我最喜欢的凉拌菜是芹菜拌洋葱，是夏日凉拌菜的合适选择。

如果已经腹泻了，老人和婴儿也各有其饮食方案，老人应选容易消化的高蛋白食物，如瘦肉、鱼、鸡蛋、牛奶等。而婴儿的消化系统功能还不完善，可加稀软可口的辅食，如鸡蛋羹、蔬菜泥及小面片、粥等等都可以。

【已腹泻：选择焦米汤、焦馒头】

※ 广东省中医院营养师郭丽娜：

对于已经处在腹泻当中的患者，我首先推荐焦米汤。把一两大米放锅中，翻炒成焦黄色后，加入清水，煮成糊状即可。也不妨试试焦馒头片，其实，中医上就有"焦三仙"（即焦麦芽、焦山楂、焦神曲）的用法，是消食导滞、健运脾胃的良药，可以增强消化功能。

或者是做一碗带汤的土豆泥，选一个土豆，二两胡萝卜，一个苹果，切碎，加入清水，煮成泥状即可。这两款食物都较为温和，老人和小孩皆可食用。

若是腹泻比较严重的话，就需要补充一些电解质盐、苏打水或者糖分了。此外，最好不要吃隔夜的剩饭、剩菜，特别是海鲜类的食物，一定要煮熟再吃。

【腹泻后：养胃就挑鸡蛋粥】

※ 南京军区南京总医院营养科副主任医师郑锦锋：

腹泻后，最好是吃低渣食物，不摄入含粗纤维过多的蔬菜和水果，比如芹菜、韭菜、香蕉、菠萝等，否则会加快胃肠蠕动，加重病情。应从易于消化的粥、面类食物开始，选择熟食，调理肠胃状态，使其恢复正常。

我建议大家这期间吃点米汤、稀饭、藕粉过渡一下，如鸡蛋粥是一个很好的选择。在熬粥的同时加入一个鸡蛋，做成蛋花粥，这样既易于消化又保证了营养。藕粉也是特别推荐的，直接冲泡就行，它也有一定健脾止泻的作用，也可满足营养需求。要注意的是这期间不能喝豆浆、牛奶这些容易胀气的食物，同时不要摄入油脂高的食物。

三方止住春季腹泻

气温回升，细菌滋生，饮食不注意，保暖又没做好，就很容易伤了脾胃，出现腹泻。专家提醒，对于春季腹泻，不能大意，要时时注意饮食的养护。

【先要补充糖盐水】

※ 中国中医科学院广安门医院食疗营养部主任王宜：

出现腹泻，当然得先去医院检查，搞清楚是什么原因造成的腹泻，对症治疗。药物止泻后，要把那些失去的营养慢慢补回来，水分就是最先要补充的，建议此时喝糖盐水。

一般医院有专门配成比例的糖盐水，但很多人不喜欢那个口味，可以自己在家冲点糖水，煮点咸味的汤菜来喝，能够有效地补充腹泻造成的水分和电解质的丢失。需要提醒的就是，腹泻缓解后一定不要吃大鱼大肉，油脂过厚的食物会使腹泻反复，加重脱水和电解质紊乱，对健康造成损害。

【大蒜烤熟也有效】

※哈尔滨医科大学第一临床医院营养科主任医师闫雅更：

大蒜有很好的杀菌作用，自己在家做菜的时候，不妨多放一点大蒜，特别是凉拌菜。而对于刚刚患了腹泻的人来说，也可以试试将整颗的大蒜放在火上烤熟，如果家里有炭火就更好了。这样不仅有杀菌的作用，还温肠胃。如果觉得单独吃大蒜味道过于浓烈，可以多搁几瓣大蒜熬菜汤来喝，趁着汤还温热的时候喝下去，肠胃也就会顿时感到暖暖的，还能补充水和电解质等营养元素。

此外，临床上对于经过药物治疗后腹泻缓解的患者，我们也会建议他们回家后自己把大米用小火炒成焦黄色，或者黄褐色来煮粥喝，一天至少喝三次，对于进一步缓解腹泻很有效，既能温肠胃，又补充水分和淀粉等营养成分。

【饮食恢复四步走】

※北京空军总医院营养科副主任医师刘东莉：

在我看来，腹泻后，饮食恢复要分四个步骤才能逐渐恢复到正常饮食。由于有些患者在治疗腹泻的时候是禁食的，因此，腹泻患者回家后头一天先要喝水，让肠胃适应这种刺激状态后，就可以到第二步，煮浓米汤来喝了。米汤是养胃的老方法，很多老百姓都知道，不仅对肠胃的伤害小，还能补充人体必需的一些营养素。

　　喝浓米汤1～2天没什么不适以后，第三步就可以煮烂米粥、烂面片汤或者烂面条来吃，刚开始肠胃负担不宜过大，可以试着少吃点，慢慢地调整。第二天可以适当加点蔬菜、肉末煮粥或者面条。感觉还适应的话，就可以到第四步，适当加点小面包、鸡蛋羹，慢慢适应后，就可以过渡到正常饮食了。

饮食降脂方

据卫生部的调查数据显示，我国18岁以上血脂异常的人已经达到1.6亿。但监控血脂不方便，高一点又没啥感觉，日积月累成了动脉硬化，麻烦就来了，所以，日常饮食最关键。来看看专家们的降脂方。

【山楂饮是通用方】

※ 北京中医药大学附属东方医院亚健康科主任彭玉清：

到了医生这里，一般会问你是甘油三酯高呢，还是胆固醇高。如果你弄不明白，我推荐一个通用的吧。2克山楂、2克荷叶、3克决明子和3克泽泻，用沸水冲泡代茶饮用，对降甘油三酯和胆固醇都有帮助。

这个方子里的山楂能够清肉积、活血化瘀；荷叶则有清轻化浊的功效；决明子可消脂平肝通便；泽泻顾名思义有益肾泻浊之效。有血脂异常的朋友，不妨试试，每餐半小时以后饮用，可反复冲泡至无味，对调节血脂有不错的功效。

【洋葱拌芹菜最简便】

※ 南京市第一医院营养科营养师徐殿松：

大鱼大肉吃多了，精加工食品吃多了，血脂就很难降下来。所以，饮食一要清淡，二要简单，洋葱拌芹菜就很不错。芹菜在沸水里焯一下，生洋葱直接切丝，用点醋和盐拌拌就可以吃了。

洋葱中含有大量的多酚类物质，可降低人体血液中低密度脂蛋白（坏胆固醇），提升高密度脂蛋白（好胆固醇）；芹菜则能提供大量的膳食纤维，有吸收胆固醇的作用。生洋葱降脂能力最强，但直接吃太辣，加一点醋和盐就不会有问题了。

【醋溜白菜很管用】

※ 北京军区总医院心肺血管中心副主任和渝斌：

得了高脂血症，就得管住口，少吃高热量、高脂肪的食物。许多蔬菜都有不错的调节血脂的功效。除了前面提到的洋葱芹菜，还有黑木耳、燕麦，冬季里最常吃的萝卜、大白菜等，都有降脂的作用。

我推荐一个平日里常吃的醋溜白菜。大白菜营养价值高，而且含水量高、热量低、纤维素含量高，这对于有高血脂的人来说，非常理想。醋也有不错的调节血脂的作用。因此，醋溜白菜可算是一道不折不扣的调脂营养餐。

春季降压三食方

"春气者，诸病在头。"到了春天，凡肝阳上亢，或者是有高血压的人，特别容易出现头痛、眩晕或者是失眠的症状，如何利用新鲜上市的食材将血压控制好，来看看专家们的推荐。

【春笋香菇汤】

※ 广东省中医院营养师郭丽娜：

清明前后是品尝春笋的最佳时节。中医认为，春笋具有"利九窍，通血脉，化痰涎，消食胀"等功效，降压降脂的效果也不错。更可贵的是，春笋吃起来质密细嫩，清香扑鼻，向您推荐——香菇春笋汤。

先用清水将春笋浸软洗净，切去两头，再漂洗干净，这样口感更好。捞出切成小丁，香菇和瘦肉也分别切丁。清汤倒入锅内，大火烧开，放入春笋、香菇和瘦肉，小火慢炖至肉烂，然后加一点盐就可以上桌了。

【试试三花饮】

※ 北京中医药大学东方医院心内科赵毅：

春季应以养肝为主，对于血压偏高的人群，尤其是肝阳上亢型的高血压患者，建议多喝些菊花茶。

我就经常喝，而且喜欢将菊花与多种花、茶一起泡水饮用，最常喝的是三花饮，就是将菊花、金银花、茉莉花一起来冲泡饮用，可清热解毒，宁神静思；还有菊花山楂饮，清凉降压；桑菊饮，清肝明目，降血压。

在我看来，菊花的选用很有讲究，清香宜人的甘菊适合泡茶，苏杭产的白菊更是上乘之选。

【河南三蒸好】

※ 中国营养联盟副秘书长王旭峰：

像高血压、糖尿病患者，对盐的控制要求很严，我给大家推荐一道健康又美味的河南三蒸。

做法很简单：选取新鲜的胡萝卜、芹菜、土豆分别切丝，均匀裹上面粉，上锅大火蒸六七分钟，用醋、蒜加少许盐和香油调成汁蘸着吃。

这道菜几乎不用油，含盐量也很低，蘸料中的醋能补肝脾，蒜能杀菌，香油中的不饱和脂肪酸可以促进胆固醇的代谢，保护血管，绝对称得上是味美又健康。

饮食补肾方

说完了降脂，来看看补肾的饮食方法。中医认为，肾为先天之本，肾虚则生命力减弱，身体就容易出问题。专家们的意见是：通过饮食来补肾，既安全，又能持之以恒，效果还是不错的。

【腰果芦笋炒虾球】

※ 北京军区总医院高级营养配餐师于仁文：

我给大家介绍一款腰果芦笋炒虾球。处理好的虾仁与蛋清、胡椒、玉米淀粉一起上浆，然后放沸水里焯，或过一下油（过油更好吃，焯水更保健）。先把蒜片、姜片炒一下，然后再放腰果、虾球和切成段的芦笋和胡萝卜条，加盐翻炒，最后放料酒、淀粉勾芡起锅即可。

虾能补虚养肾，且富含肌球蛋白，特别适合老年人、小孩等人群食用。腰果含有不饱和脂肪酸，芦笋含抗氧化物质，胡萝卜有胡萝卜素，营养价值很高。如果怕虾仁的胆固醇过高，可加点黑木耳。

【冬吃羊肉最补肾】

※哈尔滨医科大学附属第一医院营养科闫雅更：

冬季吃羊肉，是非常适宜的，但吃法上应当注意，主料以羊肉片为主，每次以每人二三两为宜。

建议吃火锅应搭配白菜、红薯、生菜、茼蒿、香菜、菠菜、海带、冻豆腐等菜类，调料可选择芝麻酱、卤虾油、香油、韭菜花等，另外，还可加上香菜末、葱丝、糖蒜等，分别装入小碗内。火锅汤可用鸡汤、肉汤或口蘑汤。

在这里强调口味一定不要太咸，每周两三次即可。

【杜仲腰花很适合】

※江苏省中医院膳食科主任刘泽萱：

有两道方子补肾效果都很不错，我还是一起推荐吧。杜仲腰花挺有效的。先把杜仲放入水中煮出浓汁，猪腰切成网状，加调料爆炒，最后淋上杜仲汁即成。杜仲补肝肾，强筋骨，猪腰可补肾固精，两者搭配相当不错。还有一道是韭菜虾仁粥，这个更适合日常食用。粳米煮粥至将熟时，放入虾仁、韭菜末、葱姜和调料，继续煮至米烂虾熟即可，尤其适合肾阳虚之人冬季食用。

不过需要注意，食疗不比吃药，需长期坚持。

饮食保肝方

过完了圣诞，又要过元旦，忙完了应酬，还要加班工作，肝脏其实是最受损伤的。在节日扎堆的时候，来看看专家们的保肝法。

【番茄是个保肝果】

※ 国家高级营养师许钰麒：

现代人的肝最易出问题，饮酒、劳累、晚睡觉等，都是损肝的元凶。这类人往往有上火症状，如眼睛有血丝，面红耳赤，还有的人得了脂肪肝。清肝方法很多，我在生活中经常煮些西红柿菠菜汤来喝，效果不错。

西红柿富含维生素 C，菠菜性味甘平，归肝经，能平肝明目，二者都是清肝佳品。最偷懒的办法，就是菠菜先焯一下，去掉大部分的草酸，然后换水，把西红柿菠菜丢进去煮熟就好了。稍微讲究点儿的，把西红柿先翻炒一下，然后加水，稍微多煮一会儿，最后把焯过的菠菜放入，煮开加调料即可。这样做出来的汤，好喝又营养。

【红枣煮汤也护肝】

※ 郑州市第三人民医院营养科主任侯喜信：

红枣虽普通，但却是护肝的好食品。记得 20 世纪 60 年代三年自然灾害时期，患肝病的人很多，国家每个月为肝病患者配二斤红枣，影响极大。

我认识一位八十多岁的李大爷，走路轻快，保肝方法就是用红枣、茵陈，里边打上荷包蛋煮汤喝。原料是 20 克茵陈，三五颗大枣，水开 15 分钟后，把茵陈捞出，打入荷包蛋，滚开一两分钟就可以喝了。

红枣能益气补血，有养肝健脾的功效，茵陈能促进胆汁分泌，对肝脏也有保护作用，在中药房就能买到，再搭配上有营养的荷包蛋，值得推荐。

【我最偏爱莴笋菜】

※ 杭州市中医院肝病专科主任医师丛川：

青色或绿色食物有益肝气循环、代谢，还能消除疲劳、舒缓肝郁，冬季不妨多吃点。如莴笋、西兰花、菠菜、青苹果等。这里边，我特别推荐的就是莴笋。

莴笋去脂解腻的效果非常好，且营养丰富，搭配上黑木耳和冬笋来炒一下就好了，可选择清炒的方法。莴笋中的铁元素易被人体吸收，可预防缺铁性贫血，从而达到养血和养肝的作用。黑木耳富含多糖胶体，有清理身体垃圾的作用，冬笋富含纤维素，既有助于消化，还能预防便秘。三种食物搭配起来，保健作用绝对好。

我的护胃饮食方

　　胃不好，要么看见一桌好菜没食欲，要么吃完东西肚子难受，都是很让人郁闷的事情。看看专家们有哪些护胃招术。

【粥是护胃经典方】

※ 空军总医院中医科主任马建伟：

　　要养胃，先得分清胃寒和胃热。胃寒的人，吃冷东西易出现胃疼胃胀，用热水袋一捂就有好转。平时大便也是偏稀的，舌苔薄白，还怕冷，这类人应多吃点干姜、桂圆、肉桂、大枣等食物。

　　而胃热的人，则经常口干、口苦，舌头发红，大便也干燥，还总是想吃些冷的东西，这类人可选择黄瓜、苦瓜、菊花茶、绿豆汤、百合等清凉滋润的食物。

　　还有一个要说的是，粥易消化，是护胃的不错选择。我推荐莲子薏仁大枣粥，这几种食材都有护胃效果，且无论是胃寒还是胃热的人都可以用，的确不错。

【山药平补梨去火】

※ 天津中医药大学第一附属医院营养科主任李艳玲：

无论是胃寒还是胃热，都要少吃刺激、辛辣食物，特别要注意胃部的保暖。

从概率上讲，胃部不适多由寒气所致，如果不是特别严重，可试试山药大米粥来平补一下。因为山药有健脾、和胃、固肾、益精之效，大米也是健脾开胃的食物，二者都比较平和，吃起来也比较安全。

如果胃火大的话，就要吃一些凉性食物，但也不能太凉。稍带凉性的梨就很适合用来平胃火，除此以外，芹菜、莴笋、苦菊、大白菜等，都是些微寒食物，可多加选择。

【猪肚护胃很不错】

※ 广东省中医院营养科营养师许顼筑：

可能大家会注意到，胃部不适的人多身体虚弱，所以，冬天时要特别注意温补。我推荐猪肚，有很好的健脾胃、止虚损的作用。可以与虾仁、白果搭配在一起。

在炖之前，猪肚在沸水中煮一下，以去除浮油。炖的时候放块生姜，再酌量放些胡椒。胡椒虽是调味品，但有散寒止痛的作用，最后加些虾仁和白果就行了。

虾仁性温，有温中、化湿、行气之效，白果则可养肺定喘，也是温性的。总的来说，这款汤适合胃部冷痛的人食用。

养胃是一辈子的事儿

　　遍访养胃秘方，虽然各有各的方法，但他们都提醒人们：养胃是一辈子的事儿，规律生活最关键。

【经常做点发面饼】

※ 国家二级公共营养师陆雅坤：

很多人喜欢在夜间工作，觉得能静下心来，但这样的作息习惯就可能造成对胃的伤害。

　　面食方面我首选发酵面食。在家我常做发面饼。用自发的小麦粉和面，一般放 15～20 分钟，切成小面团，用擀面杖擀到约两厘米厚，就可放到电饼铛里烙了，烙熟后膨松酥软。有时我会在和面时加少量黄油，特别香。如果嫌每次做太麻烦，可一次做几天的量，每次吃之前用锅加热一下即可。

　　现在的电饭锅都有定时功能，还可熬点八宝粥。加几颗红枣，其中的维生素 C 和胡萝卜素都能对抗熬夜引起的皮肤和眼部问题，喝后胃也会很舒服。喝粥消化较快，不会到睡觉时食物还在消化，这样避免给胃造成太大压力。

可以加一些坚果，其中的不饱和脂肪酸可以降低体内自由基，减少晚上工作对身体的损害。

【姜汁撞奶很护胃】

※ 河南省中医院针灸科吕沛宛：

最近很多媒体向我咨询养胃方，其实这和情绪、饮食都相关，特别要少吃刺激性食物，做到饮食规律、情绪愉悦。

在众多的养胃方法里边，我选姜汁撞奶。做法是，将牛奶半斤煮沸，生姜汁 2～3 勺，倒入牛奶中即可。还可以根据个人的口味加入少量白糖，清晨空腹饮用。姜汁中的生姜蛋白酶能将牛奶中的大分子溶解，使牛奶更好地被人体吸收，这比 LHT 乳糖水解技术更天然、更有效得多，小分子牛奶和姜汁可以在胃黏膜的溃疡面上形成一层保护膜，防止胃酸的侵蚀。

其实，这个食疗方是儿子从《少年科普世界》中学到的，在家里已经实践多次，我以前喝奶会拉肚子，而喝这道姜汁撞奶，真的就没有不良反应了。

【甘平食物换着吃】

※ 江苏省人民医院中医科主任魏睦新：

对于大部分人来说，可以选择性味甘平的食物。因为甘平类食物具有平补脾胃之气的功效，能增强脾胃的自我修复和防御能力。比如山药、莲子、芡实、薏仁、白扁豆、木耳、银耳等都是很好的养胃食物，而且是药食两用的。

比如我在家就经常用山药、莲子或芡实搭配银耳熬羹来喝，两三天熬一次，在冬日里喝既暖腹又养胃，这些食材可以每隔几天换一样。

平时多吃这些甘平类食物会使胃病患者改善胃部不适，使健康人降低胃病的发生率。

另外，绿叶蔬菜和柑橘、胡萝卜里面含有丰富的维生素和抗氧化剂，多吃也能够保护胃黏膜。

不过，严格来说，应根据热性、寒性、痰热、血瘀等各种不同的体质来选择适合自己的食疗养胃方，如果您想详细了解，建议还是去医院咨询。

南瓜是个养胃果

夏天的时候，吃些甜甜的南瓜实在是很享受的事情。几位专家讲了讲自己吃南瓜的方法。

【南瓜豆浆很养胃】

※ 北京朝阳医院营养师宋新：

我很喜欢喝南瓜豆浆。豆浆如果不加糖，味道实在无法恭维，但如果加上南瓜就不一样了。南瓜富含维生素和果胶，果胶不但有很好的吸附性，可促进重金属的排出，还能保护胃肠道黏膜，使它免受粗糙食品的刺激，而且南瓜所含的成分还能促进胆汁分泌，帮助食物消化。所以，我非常推荐减少正餐的摄入量，喝杯温热的南瓜豆浆。

做起来很容易：把南瓜洗净、去皮、切块后，加点红糖，然后蒸软。打豆浆时加进去就可以了，插一根吸管，那种温润的感觉，实在是太舒心了。

【八宝南瓜很滋补】

※ 南京市中西医结合医院内科主任鞠娟：

在江苏，老百姓有吃八宝南瓜盅的习惯，选的是老南瓜，它的钙、铁和胡萝卜素含量都较高。其实八宝南瓜跟八宝粥的道理一样，将南瓜蒸软，加上煮熟的红枣、莲子、银杏、松仁、糯米、花生和薏仁，吃起来非常香。南瓜软糯芬芳，八宝馅甜润不腻，可以健脾和胃、补中益气。我觉得这个方法跟韩国人的做法有些相似，他们在夏天就喜欢喝南瓜粥，提胃口，还有改善贫血的作用。更为奇特的是，南瓜在韩国人手里一点也不浪费，南瓜瓤不丢掉，加上蜂蜜、大枣等一块吃，而滤下的汁液则做成南瓜汁喝。

【蜜汁南瓜很香甜】

※ 湖北省襄樊市第一人民医院营养师刘新玲：

炎炎夏日，赶回家里，再钻进厨房炒菜做饭，实在是件痛苦的事情。我喜欢做蜜汁南瓜，用微波炉就可以做，还有瘦身的作用。将南瓜洗干净后，去掉南瓜籽，然后切成一厘米厚的块儿，放在器皿中，稍大点的往下放，小块儿的放上面。加盖后放入微波炉中，用大火加热五分钟。然后，把南瓜晾一下，再均匀涂上蜂蜜，可以冷藏一下吃。这道食物，既能当菜又可做主食，很适合想减肥的女性食用。

冬季经典养肺方

一到冬天，咳嗽的人就特别多，虽然外边天气冷，但不少人的肺里却有把火。如何消除肺燥，请看看专家的食疗方。

【百合芡实猪肺汤】

※ 南京市中西医结合医院中医科主任王东旭：

我推荐一款猪肺汤，中医认为猪肺味甘，性平，有补肺润燥之效。要注意把猪肺清洗干净，挂在上边的油要全部剔掉。

配料我一般选择百合、芡实和白果。百合性微寒平，具有清火、润肺、安神的功效；芡实性平，可益肾固精，补脾止泻；而白果又可润肺定喘，收敛除湿。它们三个与猪肺搭配在一起，不仅能直接去肺燥，还有健脾养胃之功。而脾又为肺之母，健脾也可以间接达到养肺的作用。不过，血脂太高的人不太适合吃这个。另外，炖汤时加点荸荠，也能起到一定的润肺功效。

【蒸梨里边加橘皮】

※ 空军总医院营养科主任刘东莉：

冬季容易痰多、咳嗽，因为空气寒冷、干燥，当人吸入这样的空气后，呼吸道黏膜会变干，病毒和细菌就有了可乘之机。这时候可以多吃一些滋润的食物，以保持呼吸道黏膜的湿润。

蒸梨对于润肺止咳有不错的疗效。将梨去皮挖核后切成滚刀块，放在蒸碗中，再加入少量百合与冰糖（根据自己对甜味的需求酌量），加些生水，入锅蒸即可，以梨块用筷子一戳就透为度。一般早晚一次，连料带汤一起吃，效果很好。如果咳得厉害，还可往里边加些橘皮丝，效果就更好了。

【山药莲子做成糕】

※ 江苏省中医院膳食科主任刘泽萱：

我推荐两个方子，一个偏重补肺，一个偏重清热生津，大家可以根据自己的具体情况选择进补。

想要补肺，可选择薏仁、山药、莲子、茯苓、芡实这些食材，再加上陈皮和白术，与大米粉和糯米粉拌一起，加点白砂糖，拌匀后上锅蒸熟，按压成糕，可当早餐或点心食用。这个叫八仙白云糕，有补肺健脾的功效。

梨皮沙参粥偏于清热止咳，适于燥气伤肺的咳嗽。先

将梨皮、沙参各 30 克，水煎 2 次，去渣，再把煎出来的水
与大米共煮成粥，用来做早、晚餐就可以了。

健骨良方知多少

2010 年 11 月，刚刚复出的篮球明星姚明再次骨折，让许多人为他担起心来，再想想大都有轻度骨质疏松的我们，可见对身体的日常保护是多么需要了。如何通过美食来健骨，听听专家的说法。

【桃仁鸡丁就不错】

※ 天津中医药大学第一附属医院营养科主任李艳玲：

桃仁鸡丁既美味，又是一道很好的健骨菜。挑出上好的核桃仁，把鸡胸肉切成丁。先放点油，把鸡丁放在锅中炒至八成熟，再把核桃仁放进去，同时放些甜面酱。另外还可以选择山药作为配菜，也切成丁一起炒，调味即成。

这道菜里有学问。钙的吸收需要蛋白质的协助，核桃仁中钙的含量很高，鸡肉正好可提供丰富的蛋白质，非常科学。要健骨，光补钙还不够，中医讲肾主骨，只有强肾，才能壮骨，作为配菜的山药正好是个健脾补肾的好食材。因此，这道桃仁鸡丁可谓是全方位的健骨佳品。

【猪蹄炖黄豆最经典】

※哈尔滨医科大学第一临床医院营养科主任闫雅更：

在我看来，一道家常的猪蹄炖黄豆就是最适合冬季食用的健骨菜肴。常吃猪蹄可强筋健骨，黄豆富含钙质，其植物蛋白质与猪蹄中的动物蛋白质搭配，更有利于钙的吸收。加上枸杞一起炖，效果更好。

加水没过猪蹄，加料酒、葱、姜煮约40分钟（此时，汤已变成乳白色），捞出切成块。另起锅，加少量油，放猪蹄煸炒，加料酒焖一下，加入泡好的黄豆、生抽、胡椒粉，再加一些煮猪蹄的浓汤，中火15分钟后改小火至猪蹄酥软，撒葱花即成。

【莲子山药炖排骨】

※北京中医药大学附属东直门医院膏方体质门诊副主任医师张洪钧：

我推荐一款莲子山药排骨汤。主要食材就是莲子（50克），山药、黑豆、葛根（各30克），再加二两排骨，调味料可选择花椒、生姜、桂皮等，炖汤做菜食用。

中医认为，肾乃先天之本，脾为后天之本，共主生长之气，对于骨骼的强健都有重要作用。看看这道汤吧，排骨可提供骨骼所需的营养成分，莲子味甘性平，善补五脏之不足，山药、黑豆则可以强肾活血利尿，特别适合中老年脾肾不足、骨质疏松者。

老人护眼吃什么

年纪大了，眼睛不行了，就这样凑合看吧，老人们常常这么说。别这么悲观，专家说，老人只要吃好护眼餐，就能缓解眼睛衰老，看看他们推荐的护眼招儿吧。

【枸杞山药是绝配】

※ 中国中医科学院眼科医院眼科主任谢立科：

老年人常见的眼病，比如白内障、黄斑变性、视物模糊、眼睛干涩等，从中医角度看，是肝肾亏虚所致，我建议喝枸杞明目粥。

这道粥里有三种药材：枸杞、山药和菟丝子。枸杞有补肝肾明目之功，菟丝子可增强补肝肾效果，而山药则能补益脾胃，加强脾的运化。如果一次用 100 克粳米的话，那么枸杞用量为 30 克，山药 20 克，菟丝子 15 克。还需加一点生姜末，起锅后调味即可。

将药补与食补寓于一体，所选药物药性平和，同时又有相应药理作用，喝后无不良反应，自觉视物较之前清晰，就说明食补有效。

【素什锦营养全面】

※ 北京电力医院营养科主任崔军：

护眼首推补充维生素 A，但对于上了年纪的人来说，高血压或动脉硬化的比例很高，这些疾病时间久了，对眼底都有损伤。可以从几方面考虑：调节血脂、降低血压，再加上补充维生素 A，综合起来考虑，护眼效果最好。我推荐一道素什锦，基本上就很全面了。

素什锦里边有三大主力：黑木耳、胡萝卜、山药。黑木耳是极佳的降压调脂食品，胡萝卜里则含有大量胡萝卜素，进入人体之后可以转化为维生素 A。山药有补肾作用，也有利于眼睛的保健。黑色、红色、白色，再加一把荷兰豆，提供一点绿色，入锅用油一炒，是很好的老年护眼菜。

【我选红枣菊花粥】

※ 清华大学第一附属医院营养科主任王玉梅：

抗氧化剂能保护眼睛免受紫外线的损害，进而起到防治白内障的作用。而青光眼患者的饮食则应偏重于保护血管，防止眼压升高。

我推荐枸杞红枣菊花粥。选 5 颗红枣，15 克枸杞，再加 10 朵菊花，和粳米煮成粥就行了。红枣富含维生素 C，有营养视网膜的作用。枸杞富含叶黄素，能帮助吸收紫外线，菊花可清肝明目，效果不错。

　　老年人还应该多吃点清蒸鱼，鲈鱼、武昌鱼皆可，对保护血管有不错的效果。需注意的是，眼睛不好的老年人一定要尽量不吃或少吃辣椒等刺激性食物，浓茶也要少喝，否则会影响睡眠，导致眼压增高。

小孩护眼吃什么

孩子处在发育期，一定要好好把护眼基础打牢了，来看看专家们推荐的宝宝护眼招。

【骨头汤加点胡萝卜】

※北京电力医院营养科主任崔军：

从营养学上来看，维生素 A 对于保护眼睛至关重要，同时，还需要补充钙、锌等微量元素，蛋白质摄入量也不可过低。单就这几种营养成分来看，动物肝脏是最佳的护眼食物之一。它们维生素 A 含量极高，钙、锌和蛋白质也一个都不少。医院的食堂会将肝蒸熟了，做成肝泥，特别适合几个月的婴儿食用，帮助眼睛发育，这一点是我非常推崇的。

当然，动物肝脏不可能每天都吃，多吃点胡萝卜也不错。它里边富含胡萝卜素，在体内会转化为维生素 A。以我的经验看，大多数小孩都喜欢这种又甜又好看的食物。不过，胡萝卜素是脂溶性的，需要与油同时摄入，所以你可以在炖骨头汤时加点胡萝卜，这样不仅增加了大量维生素 A，蛋白质和钙、铁也一并有所补充。如果你的小孩容易腹泻，可以把骨头汤换成鱼汤，效果一样好。

【三色蔬菜烩很不错】

※ 北京军区总医院附属八一儿童医院儿童内科胡波：

小孩视力发育不稳定，自我防护意识和控制能力差，家长要多操点心。比如让他们养成勤洗手、少揉眼、少看电视、多看绿色植物、多做眼保健操的习惯。饮食方面，有三种营养素对眼睛有很好的保护作用。如富含维生素 A、DHA 和叶黄素的食品（动物肝脏、鱼肝油、胡萝卜、菠菜、韭菜以及橘子、柿子等），富含维生素 C 的食物（青椒、黄瓜、菜花、小白菜、鲜枣等），还有就是钙，有消除眼睛紧张的作用（豆类、绿叶蔬菜、虾皮等），希望年轻的父母们多给孩子吃这些有益眼睛的食物。

我推荐一道三色蔬菜烩，取胡萝卜、青椒各 1 个，黄瓜半根，豌豆、肉少量，急火快炒（防止营养流失）。胡萝卜富含维生素 A，青椒、黄瓜富含维生素 C，瘦肉中铬、核黄素含量高。这道菜口感清爽，色彩鲜艳，孩子一定爱吃。

【来一道五彩瑶柱饭】

※ 江苏省人民医院营养科营养师赵婷：

小孩的护眼饮食，除了注意各大营养素的配比外，色彩和形状都还要经过精心的配制，这样孩子吃起来就更有动力了。我特别喜欢日本家长在这方面的做法，他们喜欢在米饭上下功夫，比如这道五彩瑶柱饭，作为主食摄入，每天都可以吃一点，补养也更充分。

在炒米饭的时候，加一点玉米粒（焯水）、豌豆粒（焯水）、干贝30克（水发洗净焯水）、鸡蛋1个（蛋液入锅炒碎）、一点鸡肝（焯水切丁）、两片培根（切丁）、胡萝卜（焯水切丁）、彩椒（焯水切丁），再加点料酒、盐、葱花，不加味精。要注意，可以按谷类、肉蛋类、蔬菜类、调味品的顺序依次放入锅中快速翻炒，待原料充分混合即可装盘食用，五彩缤纷，好吃极了。同时，家长还可搭配上番茄紫菜汤和小水果，这样吃起来就更全面了。

女人护眼吃什么

　　美目是美女的第一招牌，但很多女人早早戴上了眼镜，不仅影响了美感，更降低了神韵。美目靠养，来听听专家们的建议。

【枸杞熬粥眼不花】

※ 北京朝阳医院副院长沈雁英教授：

俗话讲，花不花，四十八。如今的我既不近视也没有花眼，说起其中的奥妙，除了用眼卫生，还离不开我的枸杞护眼粥。我常把枸杞和糙米、黑芝麻、红枣、小黑豆、绿豆（夏天用，清热解暑）或红豆（冬天用，养胃）搁一起，每天晚上用小火咕嘟上一锅。

枸杞既明目又补肾，中医讲肾开窍于目，因此，吃枸杞和黑豆、黑芝麻等黑色食品都有保护视力的效果，糙米富含维生素 B_1，能使人精力集中，眼睛有神儿，而红枣补血补气，同样对眼睛有好处。

一般来说，粥熬得稠点稀点都可以，但糖尿病患者最好喝稠点的，同时去掉红枣，可把糙米换成燕麦或玉米，注意控制总热量。另外，苹果等富含维生素 C 的水果都是明目果，可提高眼部毛细血管的弹性。

【黄黄绿绿亮眼睛】

※ 上海交通大学第六附属医院营养科主任葛声：

饮食养美目，维 A 可当家。维生素 A 是眼睛"底片"的基础，有益于视网膜中视觉细胞正常发挥作用。而动物肝脏是含维生素 A 的五星级食物，适量吃些可保护视力，明亮眼睛。在外就餐时我经常会点卤煮的动物肝脏，每次吃两到三块，每周吃 1～2 次就够了。

回到家则可做点黄黄绿绿的维生素 A 饮食，早晨来个煮鸡蛋（连蛋黄一起吃），上午喝杯酸奶，中午炒个西兰花胡萝卜，晚上喝点红薯粥或南瓜粥，坚持吃下来就有不错的效果。

另外，鳗鱼、芒果、杏仁、菠菜、油菜、苋菜都是维生素 A 及胡萝卜素的良好来源，偶尔调换调换口味也很不错。当然，无论是炒是煮，吃得可不能咸了，否则，第二天早上起床后眼睛容易出现浮肿。

【饮食多样好视力】

※ 空军总医院眼科副主任医师赵蓉：

看到十来岁的小姑娘就戴上了小眼镜，我都替她们着急，可以说，除用眼不卫生的因素外，饮食结构不合理也是一个重要诱因。

　　尽管孩子们吃得都不错，鸡鸭鱼肉全都有，饮料零食也不少，但未必对眼睛有好处，研究表明，高油、高糖、高热量型的快餐饮食不仅会带来肥胖问题，而且还会对眼睛的发育造成影响。所以对处于生长期的孩子来说，应合理饮食，注意食物多样化，少吃甜食、油炸食品、全脂奶酪和精细食物。具体说来，每天一把蔬菜（500克左右，种类多些）、一把豆（50～100克，种类多些），一个鸡蛋加点肉（动物肝脏、鱼类明目），水果五谷杂粮都吃够。

　　另外，每天应该保证充足的睡眠时间，定期做做眼保健操，也对保护视力有好处。

办公族护眼吃什么

办公族眼睛容易干涩疲劳，其实，解决这个问题不难，专家们自有妙招。

【嚼干果缓解疲劳】

※ 北京协和医院眼科副主任医师闵寒毅：

办公族常常几个小时一直盯电脑，时间长了，眼睛会出现干涩、异物感等不适，其原因是角膜表面的"水分"耗干了。这时就要给它补补水，吃些水分多的蔬果，如苹果、梨、胡萝卜、芹菜等。

眼睛疲劳的另一个原因是控制视物清晰度的睫状肌一直处于紧张状态，不妨尝试多咀嚼，如在半上午或半下午时适当嚼些核桃、花生、大枣等干果，既放松了肌肉，又补充了营养。如果害怕摄入热量过多，可把干果换成口香糖等，也有同样效果。

工作中你还可以试试这些小窍门，比如主动眨一眨眼，近距离看东西一小时左右后要抬头向远处眺望或起身转一转，或者看完电脑再看书，或者翻翻杂志，都能达到使眼部休息的目的。

【主食可选煮玉米】

※ 北京军区总医院高级营养配餐师于仁文：

想拥有一双水汪汪的明亮眼睛，最有效果的方法就是保持足够的睡眠了，当然，饮食上的补养也要跟上。

我推荐芦笋煎鹅肝。芦笋含的维生素 C 是苹果的 10 倍，而鹅肝的维生素 A 含量高达 6100 毫克/百克。需要注意的是，芦笋和鹅肝一定要用橄榄油煎制，来避免饱和脂肪酸过量。

鸡蛋和红色、橙色、深绿色蔬菜都是眼睛保健的营养来源，而在主食中加入煮玉米也很不错。

玉米中的玉米黄素是构成人眼视网膜黄斑区域的主要色素，可以保护视网膜。还记得以前常下地干活的老农们，个个眼睛又亮又好使，一是因为没有经常看电视和电脑，大部分时间在户外劳作，眼部的肌肉是放松的，另一个原因就是他们的食物中有丰富的玉米等。

【炒鸡肝配决明子】

※ 江苏省中医院膳食科主任刘泽萱：

对于上班族来说，盯电脑和熬夜是伤眼因素，这些都会导致肝脏中的维生素 A 大量消耗，中医讲肝开窍于目，肝脏受损伤必定会影响视力。

我给上班族推荐一款简单的菜肴——决明子炒鸡肝。

动物肝脏是维生素 A 含量非常丰富的食物，买 250 克鸡肝，再准备 10 克决明子，主料就备好了，若加上点黄瓜和胡萝卜等辅料，一起炒口感更好。需要注意的是，炒之前，要先将决明子烘干，然后研磨成粉。

决明子是眼科里的常用中药，有清肝明目的功效，而鸡肝有养肝明目补血的作用，再搭配上清热解毒的黄瓜和补肝明目健脾的胡萝卜，便是一款护眼饮食良方。对视物昏花、干涩等有非常好的效果，同时，对高血压导致的眼睛发红肿胀，也有很好的缓解作用。

三招解决口腔问题

【巧煮猪肝管住口腔溃疡】

※ 江苏省中医院营养科营养师汪燕：

富含维生素 B 和维生素 C 以及胡萝卜素的食物对于口腔黏膜的愈合有好处。我喜欢把芹菜、胡萝卜、西红柿放在一起做个凉拌菜，但还有个食疗方有人可能不知道，就是猪肝。

成人可每两周吃次卤猪肝，对口腔溃疡有预防作用，因为肝脏的维生素 B、维生素 A、铁、锌含量都非常丰富。做前要先把猪肝切小块放水里面泡 20 分钟，再换水泡一次。泡完后，直接放清水里煮，加葱姜蒜，煮熟后蘸酱油吃就可以了，此方特别适合儿童，可以当做零食吃。

提醒两点，一是煮时可不放盐，二是注意摄入量，成人应控制在 25～50 克，有高血脂的人可选择凉拌菜。

【清咽泻火选凉拌西瓜皮】

※ 上海交通大学附属第六人民医院营养科徐辉：

吃西瓜皮可以清火，这个很多人都知道，但我还要再次推荐，一是真正吃西瓜皮的人其实并不多，再一个，它的效果真的很不错。

俗话说，10斤西瓜3斤皮，我每次吃西瓜，皮肯定是不舍得扔的，将瓜皮切丝，用香油、盐拌一下，接待客人时端上桌，大家吃着鲜、香、脆，回味无穷，绝对比拌黄瓜好吃。

西瓜皮性味偏凉，特别适合夏季食用，其清热降燥的作用很突出，是药食两用的好东西，对于缓解咽部水肿、充血很有效，同时又能润肝降火。但是我建议对于体质虚寒的人还要在拌西瓜皮时加点大蒜，以免饮食过凉造成腹泻。

【口干难受喝杯乌梅茶】

※ 国家二级营养师、心理咨询师徐君：

当喉干嗓哑时，最方便的选择是吃黄瓜，它可以败火、消炎，而且吃起来也方便。还有菊花茶、金银花茶、冰糖水都是败火的，都可以试试。

不过，还有款独家小妙方推荐给大家，那就是橄榄乌梅茶。将买回的新鲜青橄榄拿刀拍一下，放清水中，再加乌梅煮15分钟即可。乌梅能收肺气，治口燥咽干，青橄榄对缓解喉咙肿痛有效果，对降压降脂也有功效，是老少皆宜的一款茶。

　　另外，早晚用淡盐水漱口也不错。当然，喉干嗓哑的人，不要熬夜，戒吃高油高盐的食物，如果是因为感冒导致的喉干嗓哑，就要到正规医院去治疗了。

吃对食物抗过敏

打喷嚏、浑身痒、胸闷咳嗽，一到春天，过敏体质的人就开始饱受困扰，如何通过饮食来辅助抗过敏，看看专家的推荐。

【多喝红枣蔬果汤】

※ 清华大学第一附属医院营养科主任王玉梅：

春天易过敏，除了风大天干、空气中粉尘含量高等原因，最主要的内因是抵抗力低。除了多吃优质蛋白外，春季食疗重在疏肝解郁，新鲜的蔬菜水果都是良方，在这里我给大家推荐一款红枣蔬果汤。

蔬果的选用比较随意，可根据自己喜好搭配各种食材，最好是选择维生素 C 含量相对较高的，如绿叶蔬菜、橙子、苹果、草莓等。记得一定要加入红枣，红枣中含有大量抗过敏物质环磷酸腺苷，且补气补血，尤其对女性特别好。加入适量白水，大火烧开，滚上 3 分钟，就可以享用甜甜的红枣蔬果汤了。

不过红枣的含糖量高，性偏湿热，过量可能会上火，10 颗左右即可。另外，这款汤含糖较高，糖尿病者要慎饮。

【一碗药茶来帮忙】

※ 南京市中西医结合医院中医科主任王东旭：

中医也认为，过敏的主要原因是自身免疫反应出现问题，我给大家推荐一款古方药茶——玉屏风散，它就像道屏风，将身体和病毒分隔开，增强机体免疫力。只需黄芪、白术、防风三种药材，便宜，效果也不错。

黄芪、白术、防风都是常见药，在一般的中药店都可买到。在药店磨成粉，回家后按 2：2：1 的比例分别取三味药代茶饮。黄芪健脾补气，固表止汗；白术则能健脾益气，帮助黄芪加强益气固表的功能。三者结合"标本兼治"，可以提升"正气"以抵御外邪，作为一种调养茶可以长期饮用。

中医常用这种"隔山打牛"的方法，不直接治疗过敏，而是提升人体自身免疫力，这样能够从根本上提升人的体质，效果更好。

【做顿胡萝卜炒猪肝】

※ 北京朝阳医院副院长沈雁英：

春天特别容易皮肤过敏，主要有 3 种类型：日光性皮炎（以日晒为主要诱因）、神经性皮炎（主要是花草、花粉过敏）和呼吸道疾病（如哮喘）。

神经性皮炎的患者最好能及时就医，查出过敏原，尽量避免发病；呼吸道疾病的患者应减少盐的摄入，降低盐对呼吸道的刺激；日光性皮炎患者要尽量少吃光敏感食物，可以多吃点胡萝卜，在这里给大家推荐一道胡萝卜炒猪肝。

胡萝卜富含 β－胡萝卜素，在小肠内可转化成维生素 A，可保护皮肤表皮层。猪肝中富含维生素 A 和维生素 C，维生素 C 能提升皮肤防晒抗过敏的能力。

当然，β－胡萝卜素属脂溶性物质，只有当溶解在油脂中时，才能转变成维生素 A，被人体吸收，所以胡萝卜和猪肝一起用油炒，效果更好。

姚明猛长20斤，怎么办

因伤经过一段时间修养的姚明在接受媒体采访时聊起了近况，"变胖了好多，增加了20斤，即将迈进300斤大关！"想想也没什么奇怪，没了高强度锻炼，饮食习惯如果再没变化，身体健康就会受到挑战。生活中，很多人到了周末就大吃大喝，生活环境稍有改变就体重飙升的情况也很常见，来看看专家的观点。

【障眼法：低热食材挨个选】

※ 国家二级营养师，甘霖营养学院教学院长冯竞楠：

运动员退役后快速增肥，身材变胖是正常的。北方有句俗语："一天多吃仨水饺，三年变成胖大嫂。"改变饮食习惯最关键。

比如餐具上可以使个"障眼法"，把大碗换小碗，早晚主食换为清粥或米糊，搭配上一些根茎类粗粮，如土豆、山芋等。这些食物含水分和膳食纤维较多，本来就很有饱腹感，再者薯类食物的能量低，同体积土豆的热量只有大米的1/5。

在烹调上我建议采用低热量的方式，素菜改凉拌，荤食优选水产类，热量低且富含不饱和脂肪酸。部分肉食可用豆制品代替，腐竹和油豆皮这些热量也不小，最好选择豆腐、香干等。为减少用油量，还可将圆底锅换成平底锅。这样，倒油就有数了。

【煲好汤：营养身材两不误】

※ 国家二级公共营养师徐文飞：

像姚明这种情况，我身边就常发生，一到周末或节假日，体重就大增，对健康很不利。我有个方法，不管在外面吃，还是在家里吃，选择一碗好汤很重要。

汤的热量很好掌控。比如说，中秋节假期我就煲了一个木瓜鸡骨汤。鸡骨头数块、木瓜切块，也可以加入1～2块猪骨头、少量薏米，汤用大火煮开，之后小火炖2～3个小时。煲好之后各种食材的香味就散发出来了，又香又甜。放入少许的盐调味即可饮用，不需要放其他的调味品。

还有一款汤我也很喜欢，向大家推荐一下：猪骨头（大骨）1～2块，搭配山药、胡萝卜、板栗、马蹄等适量放入水中煮，汤用大火煮开，之后小火炖2～3个小时，加入少量盐即可食用。大家周末在家的时候不妨试一试。

【重主食：加大淀粉摄入量】

※ 上海交大附属第六人民医院营养科徐辉：

在我看来，姚明可能还保留着西方高热量的饮食习惯，这样肯定有问题，这时可以适当增加点主食摄入量，多点花样。

人每天消耗的能量有六成来源于淀粉，如果低于这个量，油脂可能就会吃多，得在三餐上注意。拿早餐来说，每天早晨可选择面包、面条、馒头等食物，一般吃 100～150 克即可，老年人可以适当吃得少一点，避免引起消化不良。此外，再喝 250 毫升牛奶，吃个水煮蛋，来点拌菜，膳食平衡了，肥胖就很难发生。

也就是说，一日三餐应尽量多吃些主食，多吃五谷杂粮，饱腹感增强了，也就会少吃油腻食物了。还要尽量做到少吃多餐，每餐最多八分饱就行。饿了没关系，可以加餐，一把腰果仁、核桃仁就可以。

有效的助眠方

北京协和医院的一位老教授曾说，对于女性朋友来说，十二点前不睡觉是"不要脸"，凌晨三点前不睡觉是"不要命"。其实，如果自己不睡，那神也帮不了你，但如果想睡却睡不着，食物是很重要的因素。俗话说，胃不合则卧不安，看看营养专家都有哪些不错的助眠饮食。

【红枣"炒"着吃】

※ 国家二级公共营养师张辉：

白天工作压力太大，晚上又想得太多，肯定睡不好，可以将桂圆红枣泡水喝，但这红枣可得事先处理一下，才能发挥好的效果。

将锅烧热，不要放油，把红枣放入后稍微炒一下，待枣皮裂开，稍稍有点糊时即可。枣皮较为"坚固"，泡水喝会阻挡营养成分的渗出，而炒过的红枣经开水一泡，里面的营养成分就会很好地渗出来。

红枣具有很好的补血益气的作用，而桂圆是"果中神品"，具有开胃益脾、养血安神、补虚长智的功效。对于女性来讲，经常喝桂圆红枣水或粥，除了滋补气血、安神的作用外，也可以很好地滋养皮肤。

【睡前喝核桃奶茶】

※ 中山大学公共卫生学院营养学系副教授冯翔：

因为经常出差，一换地方就很难入睡，我就给自己做"睡眠奶茶"，效果不错。

做法极简单，将几颗碎核桃仁加到温热的牛奶中就行了，即使是出差时也完全可以把原料塞进行李箱。核桃选普通炒熟的干核桃就行，喝着牛奶，细细地嚼着核桃，慢慢地让身心放松下来。

牛奶能助眠众人皆知，而核桃富含亚麻酸，其中的色氨酸会在体内转化成五羟色胺，具有抑制神经细胞兴奋的作用。另外，核桃中还含有"天然安眠药"——褪黑素，能调节人体的睡眠节律。好的睡眠离不开好的心情，要主动调节自己的心态，睡前保持一个好心情。

【莲子百合银耳饮】

※ 广西医科大学公共卫生学院营养学系教授鲁力：

一到秋天，很多人就睡不好，因为体内的燥热会让人心神不安。遇到这样的情况，我就告诉他，该去去火了，回家喝莲子百合银耳汤吧。

白色食物不仅润燥，也有很好的安神作用。莲子可镇静安神，养心益肾，特别适合中老年人群食用。而百合也是补肺润肺、补气益血的良品，再搭配银耳一起煮成汤，早晚各喝一碗，不加或少加蜂蜜，润肺清心，消除体内的燥火，才能从根本上解决睡眠不佳的问题。

还要养成好习惯，晚上要在十一点之前睡觉，睡前两小时不要吃过多油腻的东西，不要喝可乐和咖啡等具有刺激性的饮料。

聊聊睡前那些食儿

"睡前还吃东西？别开玩笑了吧?"很多人都会这样讲，但如果身体出现了一些问题，此时来点加餐还是不错的，有很好的缓解作用，专家对此深有体会。

【止咳餐：杏仁磨成粉】

※ 吉林省健康协会常务理事郝孟忠：

有咳嗽之疾的人大都经受过夜咳的痛苦，一到夜里两三点就格外厉害，自己受苦，家人也跟着睡不好。可在饭后少吃几瓣柚子，帮助去除肺热。而另外一种更有效的方法就是睡前喝杏仁茶，当天就能有所缓解。

方法如下：买些杏仁，回家后将杏仁打成粉备用。晚上临睡前用 6 克的盐勺取一勺的量，温开水冲服，就对夜间咳嗽有很好的改善作用。

这是因为，杏仁归肺经、脾经，有祛痰、止咳、平喘的作用，当然如果嫌麻烦，也可取五六颗杏仁直接嚼碎，需注意不能过量，要充分嚼碎后再咽下，效果更好。

【助眠餐：泡薰衣草茶】

※ 国家二级公共营养师何蕾：

薰衣草自身散发出一股淡淡的草本幽香味，闻着就能让人心情舒畅，其能改善睡眠状态的良好作用更是闻名已久，如果你因为压力大而睡不着，建议在睡前喝杯薰衣草茶。

做法是，买来干燥的薰衣草花蕾，取一勺放进壶中，再倒入沸水，泡 5 分钟，可加上少许蜂蜜和砂糖。当然，用牛奶泡的薰衣草茶效果更好。

其实，薰衣草茶堪称"上班族最佳伙伴"，不仅可缓解疲劳，对助消化、预防感冒等也有好处。不过，薰衣草茶味道较强烈，刚开始可能不习惯，建议少加一点（取 8～10 粒）。但应注意，女性怀孕时应注意用量，不可连续饮用，痛经及低血压者则不宜饮用。

【强体餐：姜肉煮成汤】

※ 解放军 309 医院营养科营养师左小霞：

记得小时候，一不舒服，喝妈妈熬的姜汤就很管用，全身热乎乎的。另外，姜还是天然的抗菌食物，有一定的杀菌作用，所以，如果感觉头疼鼻塞，可以在晚上睡前喝一碗姜汤。另外，因为姜肉发汗，而姜皮止汗，所以将姜去皮后煮汤效果更佳。

　　另外，对于风热感冒，我推荐百合银耳藕丁膏，别看它普通，可真的很有效果。这几种白色的食物都具有润肺、清凉、滋润的功效，风热感冒特别适用。晚餐后可以将百合、银耳和藕一起煮熟，然后再用榨汁机搅成膏，备存。睡前半小时可以吃小半碗，一觉醒来会觉得上火、口干的情况有所缓解。

三款食物助长个儿

2012 年初，先是上演球场绝杀，随后登上《时代》封面，NBA 华裔球员林书豪成了当时的红人。不过，很多人心存疑问，父母身高都是一米六几，林书豪为何能长成一米九一的大高个儿。关于长个儿饮食，专家有方法。

【一炒一拌效果好】

※ 国家高级营养师赵英敏：

我女儿现在 5 岁了，在同龄人中算个子高的，其实，我和爱人的个子都不高，确实对女儿饮食非常在意，最常给她做两道菜。

一是清炒小河虾。小河虾一寸左右长，加点绿绿的香葱，任何调料都无需添加，多炒一会儿，煸得外皮很酥，肉质很嫩，可以连皮一起吃掉，女儿超级喜欢，每周至少都要吃上两次。很多家长喜欢给孩子买大虾，其实小河虾又便宜营养又高，无论是蛋白质还是钙含量都比那种大海虾高出两倍还多，是牛奶的 3 倍多，更重要的是由于很多钙质都在虾皮上，这种虾炒熟后皮非常酥脆，连皮一起吃极为好吃，这是其他的虾做不到的。

还有一个是芝麻酱拌菠菜花生碎，菠菜焯水后切得碎一些，加入碎花生，一勺芝麻酱，少许醋和糖，一点精盐和味精，无论是早餐还是晚餐都非常适合孩子。这几种食物搭配在一起，不仅钙含量高，且营养非常全面丰富，味道也极搭。您不妨也试试！

【牛肉奶酪好搭配】

※ 江苏省人民医院营养科营养师赵婷：

论补钙，我比较推荐奶酪。这种食物是原料乳经消毒后，再用乳酸菌发酵的产品。百克奶酪中含 799 毫克的钙，是同等重量牛奶含钙量的 7 倍。我喜欢将它和牛肉搭配起来，牛肉富含蛋白质和铁元素，与奶酪同食可促进钙在体内的吸收。日常生活不妨做顿奶酪牛肉，味道非常好。

这个搭配偏西式，锅里放黄油，先放点洋葱丁，再加牛肉、西红柿和蘑菇同炒。然后再加点番茄酱和黑胡椒翻炒。接着加水小火熬至牛肉酥烂，加盐调味，倒入盆中。下边就是关键的了，再放 10 克黄油和 50 克奶酪，化开，加入鲜奶油调匀，小火不停搅动，然后将调好的奶油芝士倒入盆中拌匀，放入烤箱烤至奶酪表面焦黄即可。

其实，补钙食物只是补钙行动中的一部分，但家长不能全部指望给孩子吃了高钙食物后就可以猛"长个儿"，要想"长个儿"还需要结合适量的运动和维生素 D 的补充才能促进血液中的钙沉积在骨骼上以促进骨骼生长，切忌不能贪功图快。

【每天都要吃点豆】

※ 国家二级公共营养师杨娟：

有句老话说："爹矬矬一个，娘矬矬一窝"，一般来说，遗传的确占主导地位，但通过后期合理的营养调理，长高的机会还是很大的。看看现在的高中生的个头，比我那时候不知道好多少，这就是营养的作用。

在我看来，最重要的饮食习惯是吃豆。处在长个儿期的孩子们，平时要多吃豆腐、豆皮、豆浆等来补充优质蛋白。比如，米饭里边每顿都要加点豆，做面食的时候也是，面粉中可以掺点黄豆粉，另处，每天喝杯豆浆也是非常有益的。

从营养理论上来说，蛋白质是构成及修补人体肌肉、骨骼及各部位组织的基本物质，缺乏蛋白质会导致发育迟缓，骨骼和肌肉也会萎缩，所以在长个儿时期要保证充足的蛋白质。给一个对比就知道了，百克黄豆、鸡蛋、牛奶中蛋白质含量分别为 35 克、13.3 克和 3.0 克。所以，对于正在生长发育期的孩子来说，多吃豆类（宁可一日无肉，不可一日无豆），每天一个鸡蛋，再加上每天 200 毫升牛奶，基本上就没问题了。

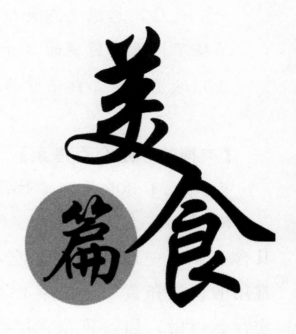

美食篇

海蜇：凉拌热吃都鲜美

天热，总想吃点爽口清凉的菜肴，海蜇就派上用场了，滑滑脆脆的口感，加点香醋，开胃又有嚼头，除了凉拌，热着吃海蜇，也别有一番滋味呢。

【凉拌吃，是个百搭菜】

※ 解放军 305 医院营养科主任信秀容：

海蜇含有人体需要的多种营养成分，如钾、镁等，尤其含有碘，一般都会凉拌吃，而且是真正的百搭凉拌菜。常用的就是和黄瓜、白菜心、西瓜皮、花生米搭配，如果实在懒得做，加点葱花直接拌成老醋蜇头，做起来非常省事。家里来了客人，简简单单一拌，就是很好的下酒菜了。凉拌海蜇一定要加醋，否则海蜇会"走味"，酸酸的口感还能解酒。

注意：一顿不能吃得太多，大约 40 克就可以了。

【做汤吃，食疗更充分】

※ 中山大学附属三院营养科副主任卞华伟：

海蜇最常见的吃法是做成凉菜，但如果搭配多种食材做汤吃，会有食疗效果。如加些清热利尿的冬瓜，做成海蜇冬瓜汤，对缓解中老年人慢性支气管炎、咳嗽、哮喘等有一定的效果。做汤的关键是海蜇洗干净后用热水汆一下再冲洗干净，然后把切好的冬瓜块、瘦肉丝、姜丝等放入水中煲滚后用慢火煲，最后加入海蜇，放一点点盐调味即成。

注意：新鲜海蜇含有毒素，只有经过食用盐加明矾盐渍 3 次，使鲜海蜇脱水 3 次，才能让毒素随水排尽。

【入粥吃，口感很独特】

※ 解放军 309 医院营养科主任张晔：

南方人很喜欢吃海鲜粥，像扇贝、虾肉都是最常用的。其实加入海蜇，风味就很独特了。等粥煮好的时候，将切成丝的海蜇小焯，迅速过凉水，待海蜇丝凉透后，捞出、沥干水，放到粥里边，再放一点点盐搅匀，就可以食用了。嚼起来脆脆的，很是带劲。更重要的是，因为海蜇性微寒，本身脾胃虚弱的人就得忌口了，但如果喝这种海鲜粥，带来的问题就要小很多。口感好，又养胃，您可以试一试。

注意：脾胃虚弱者不宜多吃海蜇。

紫薯来了

在世界卫生组织（WHO）第 113 届会议中，红薯被赋予"最佳蔬菜"的美称，评价是"既含丰富维生素，又是抗癌能手，为所有蔬菜之首"。现在，比红薯更强的同门兄弟——紫薯来了。怎么吃这种食物呢？来听听专家的评价。

※ 中山大学公共卫生学院营养学系副教授冯翔：

其实，紫薯对南方人来说并不稀罕。就像在北方城市卖的红薯一样，大街小巷、菜市场、超市都有紫薯卖，而且很受欢迎。吃法以蒸为主，也可以烤着吃或是熬粥，在广东这边也爱用紫薯煲汤。

花青素是让紫薯发紫的成分，这也是它和红薯的主要不同。有人说，紫薯更适合老年人吃，这也是有道理的。花青素具有强抗氧化作用，能增强人体免疫力，再加上优质的膳食纤维，尤其适合老年人吃。我自己做过一项研究发现，花青素还可防治心血管疾病，现在紫薯已经成了我父母经常吃的食物了。

※ 解放军 309 医院营养科左小霞：

我查阅了相关资料，在欧美国家的餐桌上，至少有 3％ 是紫色食物，但你想想，除了茄子和葡萄，我们餐桌上的紫色食物真是少而又少。跟您说一个小方法，我平时很喜欢把紫薯做成零食吃，这在现在绝对是很健康的美食。紫薯尝起来没有红薯甜，这是因为淀粉含量比较多，所以更适合做零食。方法很简单也很"老套"，把蒸熟的紫薯捣成泥，然后加入面粉、少量食用油等制成各种各样的小点心，或者像红薯一样，把蒸熟的紫薯切成条状，放在太阳下晾晒成紫薯干。这些方法都不会破坏紫薯的营养成分，反而吃起来更方便，也更容易储存，大家不妨一试。

※ 南京中西医结合医院营养膳食管理委员会资深营养师陶伟：

我在外吃饭，经常吃到用紫薯做成的菜。单独吃紫薯可能口味比较淡，做成菜吃起来就更有味道。我还学会了一招，经常做给家人吃。把紫薯洗净去皮，切成小方丁，玉米粒用沸水焯一下待用，然后把紫薯丁炸到皮面硬结，起锅捞出沥干油，之后把青椒粒、玉米粒、紫薯丁加入调料炒熟就可以了。炒菜选紫薯也有诀窍，可以选择那些细而长的，这样的紫薯水分少但却更甜，炒出来的菜也更好吃。

纳豆的吃法

现在，健康食品纳豆渐渐走上了国人的餐桌，尤其深受中老年人的欢迎，但纳豆因发酵而生的味道和黏丝让不少人望而却步，来看看专家们有什么好吃法。

※ 中国食品发酵工业研究院工程师李虹：

凉拌着吃。纳豆激酶是纳豆中最重要的具有溶栓作用的活性成分，加热后活性成分便会消失，因此，纳豆最好凉拌着吃。我刚开始也很不习惯纳豆那特有的臭味及黏糊的口感，但如拌着蔬菜吃就好多了。比如把洋葱丁、白菜丝和纳豆调在一起，加些生抽、芥末、辣椒油。另外，作为餐后小点，也可以在做水果沙拉时放进去一些纳豆，同水果丁和沙拉酱拌在一起，也能搭配出可口味道。

※ 中国农业大学食品学院营养与食品安全系副教授范志红：

加醋去黏丝，做纳豆卷饼。纳豆在发酵时，微生物会产生大量黏蛋白，尽管这是保健成分，但吃的时候黏丝到处飞也很麻烦。对付它我有个办法：先加 1 勺香醋把纳豆拌匀，黏液会变稀，用勺舀出就行了。我有时会买来些燕京鲜纳豆做纳豆卷饼，把纳豆、香葱和香油、酱油、芥末、醋、盐等拌在一起，再加些焯过的豆芽和冬笋丝，拌好后摊在粗粮煎饼上，蘸甜面酱吃，既促进食欲，也能摄入丰富的膳食纤维。

※ 中国健康教育协会副会长、中日友好医院原副院长杨秉贤：

纳豆加到米饭中。纳豆中的纳豆激酶可扩张血管、溶解血栓，食用方便，价格也低，且没副作用。我对吃纳豆深有体会，以前曾得过胃溃疡，有朋友给我推荐燕京鲜纳豆，说是能保护肠胃，从那时起我每天都坚持吃些。一般都是把纳豆浇上些酱油等调味品拌在米饭里面吃，三个月后溃疡就消失了。纳豆的味道的确不好接受，但就跟吃榴莲一样，习惯了也就没问题了。

吃什么都是一个习惯。既然纳豆是个好东西，我们不妨认真琢磨一下如何吃才适合自己的口味，习惯了，纳豆也就好吃了。实在不行的话，现在一些厂家已开发出了纳豆胶囊，也可试试。

吃菇的学问

　　菇类食物一向被认为是非常健康的，著名教授洪昭光先生就很推崇日常饮食中的"一荤一素一菇"。今天就来聊一聊吃菇的学问。

※ 中国营养学会常务理事程义勇：

在我看来，之所以把菇类食物看得这么重，是因为它的确挺特别。

像口蘑、平菇、香菇、猴头菇等，跟其他蔬菜都不大一样，它里边的 B 族维生素含量特别高，特别是核黄素、烟酸、泛酸等营养成分，再加上含有香菇多糖等，这些营养物质都能提高人体免疫力，长期吃还能起到预防肿瘤的作用。

菇类食物不仅营养丰富，吸收也非常好。它们的草酸含量都不高，因此其富含的矿物质可以更好地被吸收。而且它们的膳食纤维含量又比较小，这样也很有利于营养物质的吸收。

※ 解放军 309 医院营养科主任张晔：

菇类食物这么多，有一个特点挺相似——它们尝起来都感觉很香、很鲜，这是因为里边含有大量的核苷酸、酯类和醇类物质。所以，可以养成这样一个习惯——把这些菇类食物切成丁或块，隔一两天换一样，做饭前放在灶台边，炒菜时加一点，就当调味料来用。

很多人家里都会存点干的菇类，但要注意一个方面。我做过一个实验，浸泡菌类的水的发霉速度要比自来水快，这就说明前者含有蛋白类和糖类。所以，最好不要倒掉浸泡菇类的水，留着做菜或者做汤会更有营养，而且更有味道。

※空军总医院营养科主任刘东莉：

菇类食物种类多，大家可能会觉得很难记，其实，依据不同季节吃就好了，比如夏天我经常会吃些金针菇，冬天时就会多吃点鲜蘑。总之，吃菇类食物还是尽量多样化，做法也很多，一般可以用来搭配白菜、萝卜或是肉末炒着吃。

我一般选择新鲜的菇类，不过这时候要注意，斑点很多的鲜蘑最好别选。因为菇类食物在晾晒时，表面会产生霉变，而如果这时候菇农不及时处理，蘑菇就会受到污染。我们购买的干菇表面如果呈黑色，就可能是因为产生过霉变的缘故，您在购买的时候要留意一下了。

聊聊办公室里的"花样茶"

人每天要喝足量的水,这对于许多人来说挺不容易。很多专家有自己独特的"花样茶"喝法,补水、保健一举两得,让我们来看看。

※ 北京朝阳医院副院长沈雁英:

老祖宗给我们留下了很多好的"水伴侣",我的办公桌上是少不了枸杞、胖大海和山楂的。枸杞水是大家都知道的,明目,强身健体,不过18岁以下的人不要多喝。胖大海是护嗓之宝,喝完后效果就挺明显,但不能连续喝超过一个月。趁着这个空当,我喜欢喝山楂茶,它有降血脂和软化血管的作用。如果是鲜果的话,每天2～3个,对半剖开,泡在开水中。如果是干品,每天4～5片泡开水喝即可。如果山楂茶中配以可降压的决明子,抗氧化的何首乌,效果就更好了。

※ 解放军309医院营养科主任张晔:

不同的"茶"有不同的作用,很多人弄不明白,其实最主要的就是这几种情况:当皮肤干燥无光时,可以喝一段时间的柠檬水；便秘者可喝些蜂蜜水；如果总觉得口干，可坚持喝一些米茶。米茶的做法是，将小米炒熟，取适量放入杯中加开水浸泡 15 分钟左右就可以当茶饮了。心情不好时，可选择玫瑰花泡水喝；上火时选点儿绿茶或菊花泡水喝。我喝水的习惯是，不只喝一种茶，多种茶换着喝，但不管喝哪种茶，每天都要喝 800 毫升左右的白开水。

　　※ 资深德语翻译马玉玲：

　　德国人喝茶很讲究，除了红茶和普洱茶外，还很重视茶的食疗作用。比如在售卖茶的摊点，就分有开胃养颜的干花茶、水果茶（包括苹果茶、梨茶、草莓茶、香蕉茶和山楂茶等）；能防病的功能茶，如助眠茶、助消化茶、止咳茶等。我说话较多，经常喝紫苏茶，茶袋包装上就写着对咽炎有效。饮用方法一栏写着：开水浸泡 6 分钟后饮用。一次我感冒，发高烧，房东就给我送来了一碗草莓水，250克草莓加一杯水，烧开，改小火再煮 5 分钟，喝后出了很多汗，体温也恢复了正常。

十全大补和子饭

在山西花一两块钱就能买到一碗的和子饭，怎么就能冠以"十全大补"的名头呢？按照以"五谷为养、五菜为充、五畜为益、五果为助"的饮食原则，它真值得推荐。

※ 山西中医学院门九章教授：

我是一个老山西人，谈起这道饭自然很熟悉。大体做法是：将水烧开，放把小米，加点大米，慢慢熬，黏糊后再放点面片。沸腾后，将玉米粒、豆角、南瓜、红白萝卜、土豆、山药，再加点肉，放里边滚一滚。在另外一个锅里倒入油，放入葱、姜、蒜，将西红柿切成几瓣，炒一炒，放入调味料，就这样浇在饭上，最后放些花生米，搅和一下，和子饭就出锅了。这道食物对人的脾胃有很好的温热作用，建议多以蔬菜为主，早晚吃。

※ 山西医科大学营养与食品卫生学教研室副教授邱服斌：

我算是半个山西人，我非常喜欢家乡的和子饭，不过会有些改进。第一，小米中虽有蛋白质，但其质量不高。如果在和子饭里加点肉、鸡蛋和豆腐，会弥补这一缺憾。第二，和子饭里的面片还是比较单一，若能将豆面、白面、莜面等混在一起吃就更好了。最后就是改善和子饭里的蔬菜结构。以往的和子饭里主要有土豆、南瓜、红薯、白菜等根茎类和叶菜类蔬菜，如果能再放一些花菜（菜花、菜心）、茄果类（豆角、西红柿、西葫芦）、真菌类（蘑菇）等不同类别的蔬菜，营养就更丰富了。

※ 北京朝阳医院副院长沈雁英：

我去过山西，和子饭的确非常值得推荐。你看，它几乎用了近二十种食材。主食有三种。蔬菜有健脾益胃的山药，消食的白萝卜，保护视力的红萝卜，容易消化的南瓜，有利心血管的玉米，提高抵抗力的番茄，真是非常全面。我想，中国人的智慧就体现在"混合食物"上，营养全面，食材也易替换。比如春天可用韭菜、菠菜，夏天可用苦瓜、黄瓜，秋天可用白菜、西兰花，到了冬天就可用土豆、冬笋了。肉也可换成鸭肉、羊肉。山西人的厨房里一般都有个大的蔬菜筐，用时一放，非常方便，好习惯也形成了。

山楂也能这样吃

山楂真算得上是"百搭食材"，不但形色诱人，营养还很全面。除了咱们常吃的冰糖葫芦、山楂糖球外，泡茶、配菜、做发糕，翻着花样照旧能吃出新鲜口味。来看看专家们的山楂吃法。

【上班族拿山楂片泡泡茶】

※ 中国营养学会营养师陈云珍：

山楂的降脂功效是公认的。对于经常在外应酬的"外食"一族，很容易血脂偏高、消化不良，可将山楂片泡水，放四五片山楂即可。也可以搭配上金银花或者柠檬片衬着"主角儿"山楂，每天坚持喝几大杯。另外，山楂的抗衰老功效位居群果之首，很多抗衰老保健品中都添加了山楂成分，对于上班族来说，喝些柠檬山楂水，是最简单的养颜美容招术了。

【给孩子做顿山楂果炖鸡翅】

※ 北京电力医院营养科崔军：

山楂是缓解儿童积食的好水果，但吃多了容易蛀牙，而且有些孩子也不喜欢山楂偏酸的口味。这个时候，可将山楂作为辅料，搭配在孩子爱吃的菜肴中。比如孩子喜欢吃鸡翅，那就在炖鸡翅的时候放几颗。山楂有助于加速肉中蛋白质的分解，不但肉熟得快，也更利于蛋白质的吸收与消化。这道菜口感也不错，酸酸的，不仅没有了油腻味，消化起来也很快，孩子自然爱吃了。做什么菜都可以加一点，养成习惯就好了。

【老人们可吃些山楂发糕】

※ 清华大学附属第一医院营养科王玉梅：

牙口不好的老年人，可试试用山楂和面做发糕。把面粉、鸡蛋搅成糊，放进点干酵母粉发20分钟，趁着这个空当，把山楂洗干净，然后去核，切小丁。面发起后再将山楂粒放入面糊中拌匀，这样也才能保证山楂粒分布均匀。蒸发糕我有个小窍门，可以省时又省火。把发好的面放进微波炉里高火4分钟，自制的山楂发糕就能轻松搞定。每周吃两回，不但促进消化，对降血脂、防止动脉粥样硬化都有好处。

三道健康木耳餐

　　还在吃着几十年都是那个味道的凉拌木耳吗？真该变变了。专家说，享有素中之荤美誉的木耳，堪称黑色灵芝，无论是凉拌还是热炒，怎么吃都是营养全面的好蔬菜。

【最爽口：凉拌木耳彩虹餐】

※ 江苏省人民医院营养科赵婷：

　　木耳中含有大量胶质，能够吸附残留在人体消化系统内的灰尘和杂质，有清胃涤肠的作用。因此，对于长期生活在空气质量不佳的城市儿童来说，可以多吃些木耳。木耳的花朵形状看起来就清新可爱，做得好看一些会很讨孩子喜欢。

　　可以搭配一些好看的蔬菜，黄色如竹笋、白色如素虾仁、红色如西红柿、橘黄色如胡萝卜等。竹笋含有大量粗纤维，胡萝卜富含胡萝卜素，再加上木耳中富含的钙与铁，可以为孩子提供全面而丰富的营养成分，看起来也像色彩斑斓的彩虹餐。做时只需放些盐和酱油凉拌就可以了。此外，白醋也必不可少，因为醋除了能促进木耳中钙、铁以及蛋白质的吸收外，还能增加木耳的脆性。最后可以再滴几滴蜂蜜，口感更为鲜香。

【最美味：云耳蒸鸡养颜餐】

※ 中山大学公共卫生学院营养系副教授冯翔：

广东有道很有名的家常菜叫云耳蒸鸡，也就是将木耳作为辅料和鸡肉一起搭配烹调，这和北方人常吃的木樨肉有异曲同工之妙。木耳和肉类搭配在一起，可以使木耳中含有的脂溶性维生素 K 得以充分吸收，有降血脂的作用。对于爱美女士，云耳蒸鸡还是一道美容养颜的营养餐。木耳中的铁元素能养血驻颜，令人肌肤红润，容光焕发，而枸杞也是滋阴、抗衰老的良药。做起来也很简单，先用胡椒粉、麻油、生粉水将鸡肉腌好，把木耳铺在盘底，放入腌好的鸡肉和枸杞，大火蒸 20 分钟就可以了。

【最实惠：木耳蒸饭暖胃餐】

※ 健康时报驻日本特约记者李巍：

在日本，人们常常在焖米饭的时候放入黑木耳条，主食与配菜热热乎乎一锅出，既方便省时又暖胃护肠。除了黑木耳条之外，还可加入蘑菇片、竹笋片、胡萝卜丝、牛蒡丝、蕨菜等蔬菜。将大米和蔬菜倒入电饭锅，再加入三勺酱油、少量食盐、一小勺清酒、一小勺米油，搅拌均匀，焖熟就可以了。

　　他们把用这种方法焖制出来的米饭称为五目饭，因为富含蛋白质、糖、维生素、矿物质、植物纤维等多种营养元素而备受日本人的青睐。经常吃五目饭不仅能促进肠蠕动，提高人体代谢功能，还能增强体力，缓解疲劳。

我的洋葱吃法

在国外，洋葱就像中国的生姜、大葱一样常用，一般都会切成丁，装进碗，塞进冰箱里当调味料备用。这一年四季都能买到的洋葱，专家是如何做的呢？来看一看。

【洋葱生吃最营养】

※ 空军总医院营养科主任刘东莉：

说起吃洋葱，我的第一反应就是生吃。听到一些人对"口感"的质疑，我告诉他们，其实生吃洋葱并没有像人们想象的那么恐怖。我的习惯是，把洋葱切成片，每天吃饭时，就着饭吃上几片，这样就不会辣了。洋葱营养价值非常高，生吃最不破坏其中的营养成分。就这样每天坚持下去，保健作用就有了。

生吃的洋葱最好选紫皮的，里面含有花青素，这种物质具有抗氧化的功能。而且紫色的洋葱更辣一些，说明硫化物含量更丰富，既能抗氧化还能降血脂。血压偏高的人最好不要蘸酱吃，因为酱中的盐含量很高，会带来血压上的隐患。

【洋葱炖肉能消腻】

※ 山东大学齐鲁医院营养科赵妍：

的确，洋葱生吃是最健康的。不过，如果实在受不了洋葱的辣味，怎么办呢？我来支个招：肉汤快炖好时，把切好的洋葱圈放锅里滚一下，然后就关火。吃一口肉，就一块洋葱，喝一口汤，美味极了。

吃炖肉、喝高汤，虽然美味，但油脂带来的隐患却不可小视。烫个能降血脂、降血压的洋葱，搭配着吃就好多了。稍烫一下，对洋葱的营养成分破坏小，却能大大降低辣味，不敢生吃的朋友也就不怕了。而且洋葱还可以刺激消化道，促进消化液分泌，解除肉腻又帮助消化，一举多得。

【丝瓜洋葱很美味】

※ 广州市第一人民医院营养科梁倩芳：

广东人一般喜欢把洋葱作为配料跟其他菜一起炒。我推荐一个比较清淡的洋葱炒丝瓜。

把洋葱切成丝，丝瓜切成条，放一些姜、蒜，入锅快火急炒，起锅时再稍放上一点盐。这样虽然是素菜，但两种食物搭配，既营养又美观。

不过炒的时候在方法上要注意，洋葱含有许多抗氧化的物质，炒的过程中既要降低一些辣味，又要尽量少破坏洋葱中的营养成分，所以我建议急火快炒。

夜宵吃出健康来

韩寒的一句广告词很经典，"爱网络，爱自由，爱晚起，爱夜间大排档……"想必很多人过着这样的生活吧。尽管营养专家们对这种作息习惯很反对，但如果的确是这样子，还是建议来一份健康夜宵吧。

【喝些山药百合粥】

※清华大学第一附属医院营养科主任王玉梅：

我是主张晚上要少吃的，不过如果的确需要工作到深夜，适当吃点夜宵，对提高工作效率还是有帮助的。但要注意，夜宵最需要把握两点：简单、清淡，不然胃肠就会"闹情绪"了。粥就比较符合这个原则。秋季天干气燥，夜宵可来碗山药百合粥，既补充了能量，又好消化，而且山药百合还能滋阴润肺，健胃补益。一定量的大米煮至八成熟时，放一些百合（干百合要事先泡一下）和山药块，煮熟即可。半个小时就能做好，现熬现吃最为营养。喜甜的可放些冰糖，夜里有胃泛酸习惯的人则不要放糖。配点小菜，有助缓解胃部不适。

【青菜肉丝汤粉】

※ 中山大学附属第三医院营养科副主任卞华伟：

首先声明，我反对熬夜工作，把夜宵当早餐是一种极不健康的生活方式。但如果早中晚三餐都吃得比较少，晚上10点左右饿了，也可吃些东西填下肚子，以不给消化系统增加过多负担为度。

我推荐一个我们广东风格的青菜肉丝汤粉。一把河粉，几片蔬菜叶和几片肉，放在锅里煮。煮好后，往汤里加点油和盐即可。这道夜宵味美而不油腻，河粉和肉能够适当补充能量，而蔬菜在提供维生素与膳食纤维的同时，还能增加饱腹感，防止美味入口收不住，吃太多食物。

【鲜藕枸杞蜂蜜粥】

※ 北京军区总医院营养科主任孔筠：

经常吃夜宵的多是一些年轻的上班族，他们嗜甜食、饮料、零食、方便面，蔬菜摄入量严重不足。针对人群和气候的特点，我推荐一款鲜藕枸杞蜂蜜糯米粥。

糯米50克，用适量水煮。煮到半熟时，加入二两左右的鲜藕片和10克枸杞，继续煮熟成粥。食用时酌加蜂蜜即可。莲藕中的维生素K可防鼻子出血，水生的莲藕富含膳食纤维，可缓解便秘，还能止咳平喘。枸杞补肝养血、益精助阳。与莲藕搭配，色泽红白相间，口感细嫩柔滑，特别适合需要养肺益肾、开胃健脾的熬夜人群。

大家来煲泥鳅汤

在韩国，去医院看望亲人，为他煲一锅热腾腾的泥鳅汤很常见。在日本，泥鳅也被誉为"神虫"，深受老年人的喜爱。这里我们请来北京、南京、济南的三位营养专家，聊聊咱中国人怎么吃泥鳅。

【香菇泥鳅汤】

※ 北京军区总医院营养科主任孔筠：

泥鳅是"水中小人参"。中医认为它补中益气、祛除湿邪、解渴醒酒、祛毒祛痔等。它富含鲜味氨基酸，味道鲜美，更适于入汤。

我推荐一道香菇泥鳅汤。将泥鳅用温水洗去黏液，剖腹冲净后，与香菇、木耳、料酒、盐、葱节、姜片同入锅中，稍加煸炒，加水适量，用中火炖30分钟即成。

泥鳅蛋白质比例高于一般的鱼类，且必需氨基酸含量占氨基酸总量的44.66%，尤其赖氨酸最为突出，这对于以食谷类食品为主的人群，可很好弥补膳食结构中赖氨酸的不足。

香菇中的香菇多糖具有免疫调节作用，另外膳食纤维多，有益降低血中胆固醇水平，对预防便秘、降低餐后血糖有良好作用，对老年人尤其有益。

【豆腐煮泥鳅】

※ 南京市中西医结合医院中医科主任王东旭：

泥鳅特别能动，入水穿水，入地钻地。所以作为食物来说，泥鳅比一般的水生鱼类更具补气养血的活性。因此，对手术后、产后的病人恢复元气，强壮身体，非常有好处。不过，对于那些本身就有些阴虚火旺、湿热内盛的人，吃泥鳅会增加内热，加剧病情，所以尽量注意少吃或不吃。

说到泥鳅的吃法，我觉得和豆腐一起煮最好不过了。豆腐是凉性的食品，一起吃可减少一些泥鳅带来的内热，避免上火。

泥鳅、豆腐都是容易消化吸收的食物，在煮的过程中，营养溶到汤里，更有利久病体孱、肠胃虚弱的人温补身体。更重要的是，泥鳅提供动物蛋白，豆腐提供植物蛋白，这两种蛋白质合在一起，对人体非常有好处。

【乱炖更营养】

※ 山东大学齐鲁医院营养科营养师赵妍：

将泥鳅和豆芽、土豆等各种蔬菜放进锅中，慢慢用火炖，这样既口感丰富，营养又比较均衡。其实，也不必追求什么特别的搭配，手头有什么菜，只要口味不冲突，都可以放到一起。

泥鳅除蛋白质含量高以外，还含有不少矿物质，很有营养价值。

不过，现在社会上有生吃泥鳅治急症的说法，我听说过，但没见过，也不提倡这种吃法。泥鳅作为水生动物，体内难免会有寄生虫。如果生吃进去，有感染寄生虫病的危险。为保险起见，还是在吃之前将泥鳅清洗，解剖之后，把血色冲净，然后煮透了再吃。

健康喝好三杯酒

在中国南方，很多人有喝黄酒的习惯，在日本，许多家庭也都有做药酒的传统，适量饮酒，特别是饮用自制保健酒，对身体有好处。聊过了消暑茶，现在关注专家的饮酒方。

【口感独特的醪糟果汁】

※ 国家二级营养师张阳春：

把我非常喜欢的一款醪糟果汁推荐给大家。制作方法很简单，可以到超市买一罐醪糟，然后将鲜榨的果汁倒入醪糟并放在阴凉处密封发酵，因为鲜榨的果汁糖分高，营养损失较小，果汁中较高的糖分发酵后，风味更佳。一般来说，夏季三天后就能吃了，冬季要发酵一周左右。果汁的选择很多，比如中老年人可以选择樱桃汁，有很好的滋阴补肾的功效。

醪糟是由糯米或者大米经过酵母发酵制成的一种风味食品，其蛋白质、B 族维生素、矿物质等含量很丰富，而且醪糟的口感甜中带酸，有助消化、增进食欲，其中少量酒精也有助于血液循环。果汁则是维生素 C 的丰富来源，加上醪糟，口味特别香甜。

【生津解暑最爱杨梅酒】

※ 江苏省中医院营养科汪燕：

杨梅酒是我给大家推荐的。在炎热的夏天，喝点杨梅酒，可消暑解腻、生津止渴、减轻疲劳。由于杨梅所富含的单宁有收敛作用，因此对胃肠胀满或急性肠炎引起的腹痛吐泻有很好的缓解作用。

将杨梅冲洗干净后，用淡盐水浸泡半小时，再用凉开水过一遍，放于阴凉通风处，至完全晾干，将杨梅和冰糖（冰糖可根据口味添加，不放糖也很好喝）放于密闭玻璃容器中，再倒入白酒（45°～52°），记住白酒一定要没过杨梅2厘米左右，然后把盖子拧紧密封好，放置阴凉通风处。若您喜欢吃杨梅，只需泡7天就可以了。而喜欢喝杨梅酒的则需浸泡一个月。建议食用量是，杨梅吃4～5颗。或饮不超过一两的杨梅酒就行。

【保健养颜饮洋葱红酒】

※ 浙江省台州医院营养科何晓琴：

红酒泡洋葱是我较为喜欢的一个饮酒方。红酒有软化血管的功效，还有很好的美容养颜的效果，适合女性和中老年人适量饮用。洋葱有降血脂作用，两者相加，保健功效更好，而且经过红酒浸泡的洋葱也没有了辛辣刺激的感觉。

取洋葱1～2个切丝，加入四五百毫升的红酒密闭保存，几天后就可以饮用了。很多人把红酒当"药方"，要特别指出的是：饮酒方虽好，但不能贪多过量。我们提倡适量饮酒，有益健康，每天喝两次，一次二三十毫升即可。还要注意的是酒精会刺激胃肠道，使血压升高，所以，最好不要空腹饮用，高血压的人以及消化道溃疡的人就更不要多喝了。

营养专家的饮食习惯

最喜欢的，最讨厌的，最新鲜的……每个人或许都有这样那样的饮食习惯，营养专家也是如此。虽然很有个性，但喜欢或讨厌自有道理，咱不妨一探究竟。

【多样吃，慢慢吃】

※ 中国保健协会食物营养与安全专业委员会会长孙树侠：

现在想起来，我的好的饮食习惯都是小时候开始养成的，就是多样吃、慢慢吃。

我们家吃东西种类很多，但数量不多。妈妈在饮食方面很讲究，比如早饭要六七个小菜，茄子是最常吃的，把它蒸熟切成条，再撒点蒜末就成了。还有韭菜，整条地腌，保留了纤维。再有就是腌好的、加点香油的小黄瓜。此外，还会有 1/4 个咸鸭蛋、加几片蒜肠。自家制作的苹果酱、番茄酱是餐餐有的。主食方面，因为妈妈胃不好，我们都吃烤馒头片，稀饭也少不了，常吃的是二米粥、玉米糊糊。整个是荤素搭配，粗细结合、干稀都有。

还有个习惯是吃饭慢。吃饭是种享受，速度放慢了，胃肠负担就减轻了。特别是在外吃饭，饭前先喝汤、吃完水果再吃菜，一根一根的菜慢慢吃，最后再吃点肉，然后再吃饭，对于控制食量很有帮助。

【酿酸奶，当加餐】

※ 解放军总医院第一附属医院营养科吕春健：

总体来看，我的饮食很清淡，从来不吃油条油饼。鸡蛋和肉每天都吃但不多，一天一个鸡蛋，肉一天就吃一二两，水果蔬菜要多些。还有就是，我每天都把自酿酸奶作为加餐来吃。

每天上午九十点钟，一杯蜂蜜酸奶放上桌。这个酸奶是自酿的，在家做好，带着上班。

自酿酸奶的做法是：把纯牛奶煮一下，这是为了杀菌。然后冷却到约 40℃，加益生菌，在酸奶机中发酵五六个小时，然后在冰箱中冷藏 4 个小时后就能喝了。

因为酸奶是自己酿的，没调味，所以口感会较酸，建议加点蜂蜜，正好也有润肠和补充能量的作用。每天坚持喝一杯，调理胃肠道的效果很不错。如果想变点花样的话，可从超市买点蜜豆，或者现在超市也有鲜蓝莓，打成蓝莓酱，拌在酸奶中吃，也可做水果拌酸奶，如新鲜的桃子加到酸奶里也不错。

【焯叶菜，喝粥】

※ 国家高级营养师赵英敏：

谈起我的饮食，最大的特点是每顿的午餐和晚餐都吃绿叶菜。而且烹调方式很重要，一般是焯一下拌着吃，烹调时间短，营养损失最少。而且蔬菜很吸油，如果炒着来吃的话，油肯定要放多。

有的人也许会说生吃更健康，但有的蔬菜如菠菜等，草酸含量较高，生吃口感实在不佳，很涩。再有一点是蔬菜焯过之后，体积会缩小，一斤菜不知不觉就下肚了。

主食方面我推荐玉米粒蒸米饭。很多人特别是年轻人可能觉得粗粮的口感不太好，但和大米一起掺着做就没问题。在我们家，一般不会只蒸白米饭，通常要加点玉米粒，比例大约是四份大米，一份玉米粒。

多吃点玉米对于降血脂很有好处，它的玉米黄素对眼睛也很好，早餐也能吃。我一般会用玉米粒熬粥或做蛋花玉米羹，加点枸杞，香甜可口，女儿也很喜欢。

我的一日三餐

"早餐吃得匆匆忙忙，午餐吃得油油腻腻，晚餐吃得撑到不行！"一健康时报网友留言感慨。这个情况的确挺普遍，来看看专家们的意见。

【早餐马虎？试试两道黄豆餐】

※ 中华营养师协会江苏省分会秘书长、甘霖营养学院教学院院长冯竞楠：

不吃早饭的理由有很多，比如没有食欲，比如没有时间。但从临床上看，患胆结石的、胃溃疡的，也大多是不吃早饭的人。我推荐两个"黄豆早餐"，营养绝对够。

第一个是豆渣炒鸡蛋。放点葱姜蒜，放点豆渣和鸡蛋，最后再放点虾皮。吃起来既有鸡蛋的鲜味，又有豆渣吃在嘴里沙沙的感觉，孩子也很喜欢。从营养上来看，也有蛋白质互补的效果。

还有道菜就是五香黄豆，把黄豆泡好，放一点八角、茴香、花椒、盐，煮一小锅，放冰箱，早晚喝粥的时候，可配着吃，还能锻炼小朋友的咀嚼能力，对于"三高"人群也是很有益的膳食调理。

【午餐对付？配酸奶泡山楂茶】

※ 东南大学公共卫生学院营养与食品卫生学系教授孙桂菊：

午餐点个外卖是很多职业人群的习惯，其实，外卖大多油盐超标，绿叶菜和水果缺乏，长期吃会带来健康问题，我有几个建议。

不妨几个同事一块点，尽量点不一样的菜，有荤有素，一起分着吃，同时注重多吃蔬菜，适量米饭和肉类，七八分饱即可。

另外，午餐配酸奶也是很好的方法，吃完饭，过半个小时左右再把酸奶喝掉，会觉得很舒服。或者泡杯绿茶、花茶或山楂茶，去油腻又解渴。

也可带个便当盒，里边装上水果和一些干果，在餐前或餐后吃。但要注意，加餐的同时要减少正餐食量，控制总能量的摄入，否则就易导致肥胖问题了。

【晚餐暴食？喝汤吃粮巧搭配】

※ 吉林省健康协会常务理事郝孟忠：

我觉得晚餐吃得过晚，吃得过饱，吃的肉过多是特别不好的饮食习惯，不仅晚上睡不好，血脂升高也在所难免。

我的经验是，餐前必喝半碗汤，这样吃的东西自然会减少，但也不宜多喝，否则影响消化吸收。晚饭主食也很重要，建议吃粗粮，它们饱腹感很强，如杂豆饭、玉米饼等，都很不错。

如果实在想改善生活吃点肉，在搭配方面尤其要注意，除粗粮外，可加入海带、木耳等"降脂菜"。量上我有个诀窍，三口菜、两口饭、一口肉，这样就能把握好了。烹调时搁点木瓜丁或者菠萝丁，它们都对肉类有很强的嫩化、软化作用，不但滋味好还能解油腻。

拜登不吃肝，专家有话说

2011 年底，美国副总统拜登在来华访问期间抽空去了趟炒肝店。在得知炒肝是由动物肝脏熬成的糊糊时，他拒绝了，转而点了炸酱面。很多人心有芥蒂："这猪肝咱们都吃了几十年了，到底有无问题呢？"其实，在专家眼里，动物肝脏终归是优质蛋白和维生素的良好来源，讲究吃法是关键。

【吃肝脏，每周一次好】

※ 东南大学公共卫生学院营养与食品卫生学系主任孙桂菊：

其实，动物肝脏营养很丰富这点人所共知，最突出的就是富含铁和维生素 A，所以补血、护眼的作用比较好。不过，肝脏胆固醇含量高，同时作为解毒器官可能还含一定水平的有毒物质，如果真是好这一口，适量很关键。

到底吃多少合适？每百克猪肝含维生素 A 为 4972 微克。据中国营养学会的维生素 A 每日推荐摄入量，成年男性是 800 微克，女性是 700 微克。建议每周安排吃一到两次动物肝脏，每次摄入量为 50 克左右就行了，这样对平衡我们一周的维生素 A 水平起重要作用。

一周吃 100～200 克的猪肝，在胆固醇方面也完全不用担心过量。不过，您最好还是将动物肝脏和膳食纤维含量丰富的水果蔬菜、五谷杂粮一起吃，风险更小。

【赶早市，盐水泡】

※ 国家二级公共营养师陆雅坤：

如果想吃猪肝了，我一般都是赶早市去买，自己挑选的新鲜猪肝吃起来比较放心。新鲜肝脏呈鲜红色，质软光滑，无黑色斑块。买回家后，要把肝脏反复清洗，最好是切成小块浸泡于盐水中，可以起到一定的杀菌作用。

需提醒的是，我不建议您在饭馆里点熘肝尖这类菜。不光油比较多，而且往往没炒透，一般也就是八九分熟。而肝脏中残留的一些毒素都要高温烹调、彻底加热后才可以吃。在家自己做，烹调时间稍微长一点，有毒物质基本上就被"消灭"干净了。

我常吃的一道菜是青椒炒猪肝，口感不错。烹调时不停翻炒，让肝脏彻底熟透。可先放猪肝，然后放入青椒快火炒，最后勾芡即可。再加些小芹菜叶，也能起到降胆固醇的作用。

【先煮煮，再入菜入粥】

※ 国家二级烹饪营养师肖宾：

综观各类动物肝脏，鹅肝的营养最好，而且从口感上来说，鹅肝鸡肝鸭肝也要比猪肝更好吃，因为猪肝的腥味较重，而且口感很粗糙。

我比较青睐一个方法，就是把肝脏先煮煮，口感较细腻，营养也不错，连孩子都喜欢吃，也是他们补铁和维生素 A 的理想食物。可单独用白水煮，加点盐和料酒，但要注意一定要熟透，宁可煮老点也不要吃夹生的。

煮好肝脏后，除了直接吃，还可以将它入菜或者入粥，这样作为日常搭配就更好，也免除了一次吃过量的"危险"。比如，把煮好的鸡肝切成小块或者碎末，加入大米杂豆粥中，出锅时配上焯好的菠菜等绿叶蔬菜、胡萝卜，加几滴香油，就是一份清淡好消化的鸡肝蔬菜粥了。

营养专家都爱汤

"吃饭先喝汤，到老不用开药方"，煲汤人人都爱，但煲碗好汤不容易。在由北京同康堂中医药研究院组织的"煲汤与中医养生研讨会"上，专家畅谈了煲汤心得，不妨参考。

【防感冒："玉屏风散汤"称冠】

※ 北京中医药大学药学研究员杨龙飞：

汤也能当免疫球蛋白？答案是肯定的，中医的一个传统药方玉屏风散汤，用防风、黄芪、白术按1：2：2的比例，加几颗大枣制成汤剂服用，是预防感冒等感染性疾病的良方，有中药"免疫球蛋白"的美称，在初秋时节，可以适当多喝一点。

而且，喝汤还要看时候，如果你已经感冒了，这个时候，脾胃会比较虚弱，而温补汤一般都比较油腻，这样一来，反而容易加重感冒，对恢复不利，所以就不要再喝了，可以吃一些容易消化的粥。还有，妇女月经前如果喝一些温补的汤，可能会造成经血过多，影响身体健康。

【补气：选山药不选人参】

※北京中医药大学基础医学院中医养生康复系主任林殷：

补气是很多人喝汤的目的，而且还花钱买人参这样的名贵药材，其实，绝不是什么药材都能"扔"到汤里。比如补气常用到的人参，这些都不能当普通食品，应在专业中医师指导下使用，一般人最好选择山药这类比较温和的补气食物。卫生部曾经公布过87味药食同源的食材，这些相对安全些。

此外，还需要提醒一点，想尝鲜，喝汤，但如果想补营养，还是要吃肉。很多人认为，老火煲汤之后，食材里的营养物质大都溶到汤里边去了，所以只需要喝汤就能获得营养，这完全是误区。事实上，喝汤只是喝鲜味，吃肉才是补充营养。

【蘑菇炖鸡适合所有人】

※解放军309医院营养科主任张晔：

普通人用汤补，可以参照东北小鸡炖蘑菇的形式。买一只鸡来，把鸡腿、翅膀和鸡胸腹的厚肉去掉，只留鸡架，放入砂锅中，小火慢炖，然后加一些菌类，不要放别的调味料，如果想提味，加一点火腿片即可。这样的汤既鲜美，又不会太油腻，还可以帮助菌类中脂溶性的营养素溶解出来，再加上菌类偏凉，鸡肉偏温，加在一起，最适合普通人平补。

此外，喝汤吃肉的重要性我也非常认同，我为此专门做过实验，发现无论汤煮多久，食材里溶进汤中的营养物质都只是小部分，大部分都还在食物里，只喝汤，不吃肉，实际补不了多少营养。

现在是紫薯时间

"紫薯的确富含膳食纤维，的确富含硒元素和花青素，也的确很好吃很好看，但是……但是千万别整天吃它啊!"和一位营养专家聊天时，他提醒了一遍又一遍。其实，聪明的读者们早已不相信什么包治百病的"超级食物"，但谁也无法否认，这种十人九爱的食物，实在是太火了。来看看专家们的紫薯健康吃法。

【强力润燥的紫薯银耳汤】

※ 北京友谊医院营养科营养师顾中一：

不知从何时起，医院里点紫薯营养餐的人多了起来。其实，论花青素，茄子、蓝莓、葡萄、紫玉米等蓝紫色蔬果中含量都很高。论膳食纤维，菠菜、燕麦里也全都有，千万不能把它给"神化"了。但说实话，我也很喜欢吃紫薯，对于蔬果摄入量严重不足的城市人来说，多吃点紫薯总比吃炸鸡腿要好很多。我推荐一道紫薯银耳汤。

秋天的早晨，喝碗热乎乎的紫薯银耳汤的确是非常美的事情，可以头一天晚上做好。银耳泡发好，加清水小火煮一个小时，然后加入紫薯、红枣、梨片和冰糖，再炖上半小时就可以关火了，黏糊糊的，非常甜美。

与白米饭相比，这顿早餐非常营养，搭配也很合理。银耳和紫薯富含碳水化合物，吃下去，饱腹感很强，但热量却很低。为增加维生素，我加了红枣。银耳本身就有润燥作用，为了增强效果，我还加了梨片。

当然，建议还要吃一个水煮鸡蛋来补充蛋白质，出门时再带一个水果作为早间加餐就更完美了。

【无比甜美的紫薯桂花粥】

※ 国家高级营养师赵英敏：

紫薯不是现在才火，早在几年前，我每天就在吃它了。之所以如此酷爱紫薯，不仅仅是喜欢薯类的香甜和它的瘦身功效，还因为紫薯比其他薯类多了最大的优势：拥有迷人的紫色，它可是著名的超级抗氧化物质花青素，对于我这个每天对着电脑工作的人，用它来保护皮肤再好不过了。

最喜欢的就是紫薯桂花粥。原料有紫薯、紫米、红糖、红枣、桂花和大米。做法很简单，先将紫米淘洗干净，用凉水泡两小时，红枣去核，紫薯去皮切小块。然后将紫米倒入砂锅加水大火煮开，再加大米和紫薯，开锅后关小火，直到煮软煮烂，加糖、桂花和红枣，煮开两分钟即可。

这款粥看起来就非常讨人喜欢，有紫薯的甘甜，桂花的清香，很是可口。不仅可以美容养颜，同时开胃、润肠、排毒又瘦身，最适合这个季节食用了，暖暖的，甜甜的。

需要注意的是，紫薯和紫米都是天然色素，又因为花青素易溶于水，所以不必担心浓重的紫色，紫米也不宜过分搓洗，免得丢失花青素。

【保暖补身的紫薯南瓜糖水】

※ 南京市中西医结合医院亚健康科门诊专家郭海英：

提起紫薯，同事跟我聊过一件事儿。前两天出门，她看到一家卖饮料的小店门口排起长龙，仔细一看，原来卖的是紫薯南瓜糖水。店主说，这是为迎接万圣节特别推出的新品，尝一下，果然味美。

南瓜是每年万圣节的主角，如今搭配紫薯，可谓强强联手。南瓜不仅是补铁高手，还能减少铅的吸收，经常染发、频繁化妆的女性可多补充。而紫薯中富含硒和花青素，对提高抵抗力也有帮助。

其实，这个糖水完全可以在家做。把南瓜去皮去籽切小块，紫薯去皮切小块。放汤锅中加水，看到煮黏糊了，加冰糖或红糖即可，绝对是冬季里最好的保暖饮料。

伤农菜，个个都是宝

山东的白菜，一车才卖 40 块！内蒙古的土豆，全都烂在庄稼地！还有福建的莴笋，河南的卷心菜，个个都滞销。听到这些消息，营养专家们感觉很可惜。这些蔬菜，个个都是物美价廉的餐桌宝贝，看看他们是怎么把普通的家常菜吃出味道来吧！

【低脂高纤营养全面：白菜是个百搭菜】

※ 中国健康促进医疗中心首席营养顾问刘东莉：

大白菜总能给人带来暖暖的回忆。以前食品供应不足的时候，大白菜就是冬季饭桌的主宰。大白菜可谓菜中之王，富含粗纤维以及矿物质等，味道清鲜适口又耐储藏。

我比较喜欢把大白菜和豆腐、西兰花、虾皮、海带炖着吃，冬天里一碗汤下肚，既营养又美味。豆腐俗称"穷人的肉"，植物蛋白、钙和黄酮类都丰富。虾皮增加了钙的摄入，海带中的黏多糖和白菜的膳食纤维润肠排毒效果很好，这道菜低脂高纤，营养全面，很适合"三高"人群。

白菜帮我喜欢醋熘或者剁碎做水饺、包子馅。但白菜滑肠，不可过多冷食，气虚胃寒的人宜少吃。

【草酸极少矿物质丰富：莴笋凉拌烧汤两相宜】

※ 杭州市中医院营养科汪燕：

我很喜欢莴笋清新爽脆且略带苦味的口感，可荤可素，可凉可热。因为莴笋中含有大量水溶性的无机盐和维生素，而且草酸极少，凉拌无疑是个好选择，而且不需要热水焯。

只需将莴笋洗净、去皮、切丝，加调料凉拌即可，您也可以搭配少量的木耳。木耳最好是浸泡后用热水焯一下，特别是鲜木耳，热水焯后可以去除其卟啉类的光敏物质。黑木耳多食用可降低血液黏度。要提醒的是，消化能力差的人还是熟吃更好。

另外，莴笋的嫩叶不能浪费，西餐常把它作为配菜，营养丰富。我一般会烧一个鸡蛋汤。其实生吃也别有一番风味，还是下火锅的好材料。

【御寒活血增强抵抗力：砂锅萝卜养胃好】

※ 解放军总医院附属第一医院营养科吕春健：

"冬吃萝卜夏吃姜，不用医生开药方"，物美价廉的萝卜可以说是餐桌上最常见的一道美食。萝卜中还含有很多能帮助消化的酶类，如淀粉酶、糖化酶等，能够促进消化吸收以及胃肠蠕动，对胃胀、积食有较好的缓解作用。

我推荐大家炖一个砂锅羊肉萝卜汤，在冬天里有御寒活血补气的作用。羊肉您可以先用沸水汆一下，去掉血沫，然后加上葱姜在砂锅里煮，待羊肉炖烂后把切成小块的萝卜下到锅里再炖一会儿，撒上香菜末就可以出锅了。羊肉萝卜汤很适合腰膝酸软、困倦乏力、脾胃虚寒者食用，能够增强机体免疫力。

让餐桌飘飘海风

多菇多藻，长寿不老。香菇和海藻在饮食中的地位自不用说，但在现实生活中，很多人是"蘑菇偶尔吃，海藻基本不吃"。现在，看看专家布置的海全席。

【荤素搭配选石花菜】

※ 清华大学第一附属医院营养科主任王玉梅：

我最常吃的海菜算是石花菜。买回来的石花菜一般略显黑色，焯之后就变为黄白色了。石花菜的一个特点就是含褐藻酸盐比较多，降血压的效果不错。另外，石花菜的植物胶含量很高，在肠道中能吸水膨润，对缓解便秘很有好处，中老年人可以多吃点。

我一般会来个荤素搭配，因为冬天吃肉食的量会相对多一点，而和石花菜一搭配，效果就很好，吃起来不腻，石花菜降脂润肠的作用也能很好地缓解便秘。不过，要注意的是，石花菜一般是焯过之后再放到荤菜里，因为加热时间长了就化了，更不能炖汤。

【润肺止咳紫菜就好】

※ 国家一级营养师王雷军：

在厦门，紫菜吃得比较多，虽很平常，但营养不低，其蛋白质含量达29％～35％，且很易吸收，要知道，鸡蛋的蛋白质含量才12.6％。

因为一顿不可能吃太多，一般做配菜，如将西红柿、青椒、蛋花、豆腐、紫菜搭配，每顿正餐都可吃点。更美味的是做成紫菜蔬菜卷，不过如嫌麻烦的话，可把紫菜碾成细末，加蜂蜜用温开水冲调，对咽喉有保护作用。

紫菜的挑选也比较重要。就像韭菜一样，紫菜也是割完再长的，一般第一水第二水的紫菜最好，看上去有光泽，粗细均匀。尽量细一些较好，偏暗紫色。如发现颜色变蓝或者水泡开后颜色变蓝，就说明有重金属污染了。

【蘸点蒜泥凉拌裙带菜】

※ 国家二级营养师、高级烹饪师肖宾：

裙带菜很便宜，但同样是高膳食纤维、高蛋白、低脂肪，且富含矿物质和维生素的优质海菜。尤其含有藻聚糖，能降低胆固醇。我们买来的裙带菜一般是盐渍的，吃前最好先将其洗净，浸泡，下锅焯水至青绿色，再捞出沥干备用。

一般海菜性凉，拌时一定要加姜汁或蒜泥，一来可提味，二来还可起到解毒杀菌的作用，加点醋，口感更爽脆。也可配点其他蔬菜，如白菜心等搅拌均匀，还可以和香菇等一起食用。这道凉拌裙带菜还有通便排毒、清热散结、滋阴清热的功效，但是对于脾胃虚寒、腹泻便溏的人建议少食用。

给爱人送碗蔬菜花

情人节终于轰轰烈烈地过完了，但一种现象也随之流行起来——给爱人送个蔬菜花。很多人把西兰花、金针菇、胡萝卜等扎成一束，"姿色"不比玫瑰差太多，观赏完后还能一块吃个小火锅。这的确是很健康的创意。

【凉拌西兰花能护骨】

※ 江苏省中医院营养科汪燕：

我推荐西兰花，我自己在家就常吃。而且西兰花也是蔬菜里面"长相"比较俊美的，网上还有人手捧一束"西兰花"求婚呢。除了好看，西兰花还有很丰富的营养物质，对女性很有帮助。

它含有丰富的维生素 K，有益于骨骼生长，对骨质疏松也有好处。更年期女性由于失去雌激素的保护，各方面机能相对退化，也更容易得骨质疏松，所以 40 多岁的女性多吃些西兰花特别好。除此之外，西兰花还能预防肿瘤，增强机体的免疫力，抗氧化，还能预防血管因脆性大而破裂。

西兰花最好凉拌着吃，掰成小段用热水焯上几分钟捞出来加一点盐，再加点橄榄油。也可以清炒，我喜欢搭配一点胡萝卜，这样绿的黄的颜色看起来很好看，吃起来味道也不错。

【身体虚多吃黄花菜】

※济南营养学会高级营养师马庆琳：

要推荐蔬菜里面的花，那就是黄花菜了。它本来就是一种花，盛开的时候很像是黄色的香水百合。可能你不知道，买来新鲜的黄花菜一时吃不完还可以插在瓶子里养着观赏呢。

对于身体虚弱的女性来说，多吃些黄花菜能够增强身体免疫能力，抵抗疾病侵袭。尤其现在换季的时候，各种病毒出现，多吃些黄花菜可以帮你打败病毒。当然，黄花菜还有其他功能，比如健脑、下乳、明目、安神、抗衰老之类的。

黄花菜的吃法我推荐凉拌，可以与黑木耳一起搭配。鲜黄花菜里含有秋水仙碱，它能在体内氧化成毒性物质，但在高温60℃时能减弱或消失。所以在食用之前要先用开水焯一下，用清水浸泡之后再凉拌。干黄花菜最好也提前用清水多泡几次再凉拌，以防有残留的有害物。

【贫血族常补韭菜花】

※ 海军总医院营养科陈延丽：

韭白上的那些白色的花簇，就是韭菜花，跟玫瑰花束里的满天星有得一拼，但可比满天星实用多了。

韭菜花含有铁，能够补充体内铁元素，而女性有很多是缺铁性贫血，所以常吃韭菜对贫血的女性有辅助的食疗作用。当然，韭菜花还能生津开胃，增进食欲。富含钙、磷、维生素、矿物质等多种微量元素。需要注意的是韭菜花属于热性的，吃多了会烧心。而且胃不好的人也不能多吃，因为它的粗纤维是不可溶的。但是肉吃多了的时候，吃些韭菜花又可以促进消化。

韭菜花南北方皆宜，像北方吃涮肉的时候喜欢蘸韭菜花；南方更喜欢把韭菜花切成段，用肉丝炒着吃，有一种特殊的香味。

一天一菇好

联合国粮农组织曾提出一个口号，21 世纪最合理的膳食结构就六个字，一荤一素一菇。让我们来看看营养专家怎么吃好这"一顿菇"。

【缤纷蔬菜炒香菇】

※ 北京大学第一医院营养科主任许新华：

说起蘑菇，我觉得还是香菇好。香菇也就是常说的"山珍"，富含 B 族维生素和维生素 D 原（经日晒后转成维生素 D），可有效地提高免疫力，抗肿瘤、降血脂，大家每天都可以多吃点。

最需要注意的是在购买时要留点心。那些长得特别大的鲜香菇多是用激素催肥的，常吃对身体不好。而且香菇里藏着的细沙粒也让很多人很头疼，我的解决办法是，用热水把香菇先泡 1 个小时，然后用手在盆中不断地搅拌，香菇内层的腮瓣就会慢慢张开，沙粒也就落下来了。

给大家推荐一道美味又营养的小菜，叫缤纷蔬菜炒香菇，先将莴苣、里脊、甜椒切成片，香菇过水切片，然后热锅温油将葱、姜、蒜、肉片滑炒，将蔬菜、香菇加进去大火翻炒，等莴苣和甜椒变软后再加点调味品，美味可口的小菜就完成了。不过烹调时也要注意，没煮熟吃了会中毒，最好用开水将香菇煮 10 分钟后再炒。

【巴西蘑菇来煮汤】

※广西医科大学公共卫生学院营养与食品卫生学教研室教授鲁力：

巴西蘑菇又叫姬松茸、小松菇。值得推荐的是，它所含的铁是植物性食物中比例最高的，且容易被人体吸收。而且所含的麦角固醇还有助于促进钙质的吸收，预防骨质疏松症等疾病。

巴西蘑菇菌盖嫩，菌柄脆，味纯鲜香，口感极好，加入肉类炖汤味道特别鲜美。推荐用鸡丁、山药、巴西蘑菇煲汤喝。先将水烧开，放入适量的巴西蘑菇，盖上锅盖用小火煮约 20 分钟，将鸡丁和山药一起下锅煮五六分钟，调味后搅拌均匀就可以起锅了。营养煲汤味道好，每天都来尝一尝。

不过，购买巴西蘑菇时也要注意，其在种植过程中很容易吸收环境中的毒素，如重金属等而造成污染，要到正规超市里购买，买的时候闻一闻味道，较好的巴西菇味道清香，气味不浓烈。

【凉拌灰菇味道好】

※ 中国保健协会营养安全专业委员会会长孙树侠：

灰菇可是个好东西，抗癌效果尤其好。没有成熟时也可以食用，味道特别鲜美，嫩如豆腐一般，成熟后可以作为药物，有消肿、解毒的作用。

民间有个小吃叫锅贴灰蘑，是把灰菇洗干净后切成小方块，放进由鸡蛋、盐、韭菜末和淀粉搅成的糊里搅匀，然后煎一下就可以了。黄澄澄、热腾腾，一道漂漂亮亮的菜，非常美味。其实这种吃法对于所有蘑菇来说，都不错。不过也不要贪吃，防止油脂摄入量过高。

不过我倒是喜欢将鲜嫩的灰菇凉拌吃，这样虽然清淡，营养却是不打折扣的。不过在吃之前，一定要用开水焯熟，这样才能彻底去掉浮灰，杀灭隐藏的病菌。然后将黄瓜，胡萝卜切片，蒜葱切丝，再加入调味品一起拌匀，鲜香的凉拌灰菇就可以上餐桌了。

养人的桃子挑着吃

油桃、蟠桃、水蜜桃，在夏季，我们可以好好过一把"桃"瘾。其实，这些养人的桃子各自都有不同的养分。

沈雁英教授，北京朝阳医院副院长，健康时报营养专家委员会委员，知名养生保健专家。

【油桃：维生素 C 的宝库】

油桃是由毛桃改良栽培而成，但是它比"近亲"毛桃的"肌肤"更光滑，没有了表面让人感觉痒痒的桃毛。油桃的口感比毛桃偏酸，这是因为其中的维生素 C 的含量更高，可以说是维生素 C 的宝库。由于其糖分少一点，糖尿病人可以适当吃一些。油桃的水分也比毛桃稍少，因此更耐保存。

【蟠桃：含铁很丰富】

提起蟠桃，就会让人想起西游记中王母娘娘盛宴招待各路神仙的蟠桃大会。蟠桃不仅外形颇有"福相"，被称为

"仙果"、"寿桃"，其口感甘甜爽脆，营养也很丰富。它的钙、磷、铁等矿物质含量，尤其是铁的含量比较高，因此，适当吃些蟠桃有助于补血。而且相对于别的桃类，蟠桃的各种营养成分可以说非常均衡，适合各种人群食用。

【水蜜桃：水分颇充足】

水蜜桃的甜度和水分都非常大。水蜜桃可以说是外形美艳、汁多味甜、皮薄肉细、入口即化。熟透的水蜜桃，只需将桃皮轻轻一撕就可以了。对于老年人和小孩子等牙口不好的人来说，是非常好的夏季水果珍品，可以补充各种维生素、矿物质和水分。但是，水蜜桃甜度比较高，糖尿病患者要少吃或不吃。